现代超声诊断新进展

XIANDAI CHAOSHENG ZHENDUAN XIN JINZHAN

邢艳艳　等　主编

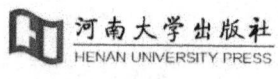

·郑州·

图书在版编目(CIP)数据

现代超声诊断新进展 / 邢艳艳等主编. --郑州：河南大学出版社，2024.6. -- ISBN 978-7-5649-5959-3

Ⅰ.R445.1

中国国家版本馆CIP数据核字第2024BZ2313号

责任编辑　孙增科
责任校对　陈　巧
封面设计　刘　霞

出　版	河南大学出版社		
	地址：郑州市郑东新区商务外环中华大厦2401号	邮编：450046	
	电话：0371－86059701(营销部)	网址：hupress.henu.edu.cn	
印　刷	广东虎彩云印刷有限公司		
版　次	2024年6月第1版	印　次	2024年6月第1次印刷
开　本	787mm×1092mm　1/16	印　张	7.25
字　数	195千字	定　价	36.00元

(本书如有印装质量问题，请与河南大学出版社营销部联系调换。)

编委会

主　编　邢艳艳　山东中医药高等专科学校
　　　　　陈路路　山东国欣颐养集团枣庄中心医院
　　　　　窦雪粉　山东国欣颐养集团枣庄中心医院
　　　　　何明清　凉山彝族自治州第一人民医院
　　　　　田园园　宁夏回族自治区第五人民医院
　　　　　郑　娟　潍坊市益都中心医院

副主编　马文璇　济宁北湖省级旅游度假区石桥镇卫生院
　　　　　孔　生　山东颐养健康集团莱芜中心医院
　　　　　张玉琦　青岛市市北区老年病医院（青岛市市北区人民医院）
　　　　　李　梅　临沭县人民医院
　　　　　周　红　淄博市中心医院
　　　　　宋　笑　即墨区人民医院
　　　　　娄洪亮　东平县人民医院
　　　　　刘洪敏　平原县王杲铺镇医院

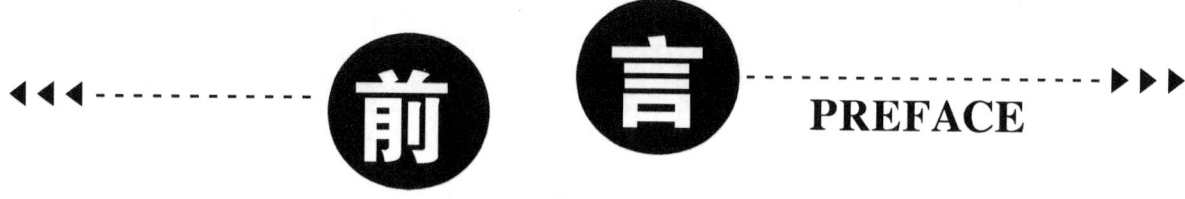

　　超声诊断学是影像医学的一门新兴学科。近年来除了常规的二维超声及彩色多普勒超声技术发展迅速以外,超声造影技术、弹性成像技术以及介入超声的新技术发展为超声影像技术带来了新的飞跃。超声影像技术除了能形象、直观地显示器官或病变组织的形态学及血流动力学信息之外,更能达到微血管血流动力学显示,甚至是分子显像,这些技术扩展了超声诊断临床应用的范围,提高了诊断水平,使超声诊断在临床医学中占据重要地位。超声影像科室已成为各级医疗机构必不可少的部门之一。

　　本书立足于现代超声临床实践,内容系统、全面,共分四章:第一章讲述了超声诊断的医学基础,第二章讲述了胰腺疾病的超声诊断,第三章讲述了泌尿系统疾病的超声诊断,第四章讲述了腹膜、腹膜腔及腹膜后间隙疾病的超声诊断。在诊断与鉴别诊断上,除了介绍常规超声检查外,还讲述了目前新的超声影像技术如超声造影、弹性成像腔内超声、斑点追踪技术及三维超声等知识,为临床医师提供了较为详细、全面的超声临床诊断知识。

　　本书在编写过程中得到不少专家和同行的指导与帮助,对他们的辛勤付出致以衷心的感谢。

　　由于学识有限,书中错误在所难免,恳请广大读者批评指正。

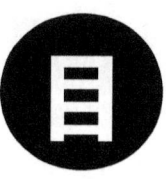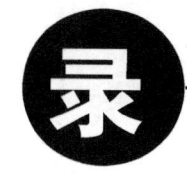

第一章	超声诊断的医学基础	1
第一节	人体组织的组成成分与结构特征	1
第二节	人体组织超声成像	3
第三节	超声伪像	6
第四节	诊断超声的分辨力	9
第二章	胰腺疾病的超声诊断	10
第一节	解剖概要	10
第二节	检查方法	11
第三节	正常声像图	13
第四节	慢性胰腺炎	14
第五节	胰腺囊性病变	15
第六节	壶腹部癌	18
第七节	胰腺癌	19
第三章	泌尿系统疾病的超声诊断	22
第一节	肾脏疾病	22
第二节	输尿管疾病	50
第三节	膀胱疾病	58
第四节	肾上腺疾病	66
第四章	腹膜、腹膜腔及腹膜后间隙疾病的超声诊断	75
第一节	解剖概要	75
第二节	检查方法	78
第三节	腹膜及腹膜腔疾病	80
第四节	腹膜后间隙大血管疾病	87
第五节	腹膜后间隙其他疾病	97
参考文献		106

第一章　超声诊断的医学基础

第一节　人体组织的组成成分与结构特征

一、人体组织的主要组成成分

1.水

人体总含水量占体重的60%~70%,其中细胞内液占40%~45%,细胞外液占20%~25%。水占细胞成分的80%,各种组织的含水量有较大差别:血液含水量达90%以上,骨骼肌、脑等含水量约70%,骨组织含水量约20%。含水量与年龄有关,胚胎及婴幼儿组织中含水量较高,随着年龄的增长细胞含水量逐渐减少。含水量高的组织,声速慢,声阻抗小,声吸收系数小,衰减系数小。

2.蛋白质

蛋白质是人体组织的重要组成成分,存在于细胞内外,细胞核、细胞质、酶都含有蛋白质;蛋白质是构成细胞原生质的最重要成分,分为两大类:一类为单纯蛋白质,如清蛋白、球蛋白、鱼精蛋白等;另一类为结合蛋白质,如糖蛋白、核蛋白、脂蛋白等,几乎参与细胞的一切活动。超声在组织中传播,声速与蛋白含量成正比。活体组织蛋白质的黏滞性大,超声在其中传播时,声速快,声阻抗大,声吸收系数大,衰减系数大。

3.纤维组织

(1)胶原纤维:主要含胶原蛋白,约占人体总蛋白的30%,胶原纤维成束排列,存在于腱、骨及软骨、皮肤、结缔组织中。组织损伤时,胶原纤维增生,修复,形成瘢痕。

(2)弹性纤维:主要成分为弹性蛋白,弹性很强,直径0.2~1.0μm,受损后难以再生。存在于大动脉及中动脉壁的弹性层中,项韧带中弹性纤维多粗大,排列整齐。

4.脂肪

脂肪约占体重的10%,脂肪组织含水量为10%~35%,低于其他软组织,但声速比其他软组织慢,因为脂肪中含较多声速慢的类脂化合物。

5.软骨

软骨由细胞、软骨基质及其周围的软骨膜构成。

(1)透明软骨:有较强的抗压性,构成肋软骨、关节软骨的纤维成分主要为交织排列的胶原纤维。

(2)纤维软骨:分布于椎间盘、关节盘及耻骨联合等处,结构特点是大量平行的和交织的胶原纤维束,软骨细胞较少。

(3)弹性软骨:分布在耳郭、咽喉等部位,结构特点是大量交织分布的弹性纤维,有较强弹性。软骨含蛋白较高,声速快、声阻抗大、衰减系数大,超声诊断时通常加大增益后可以穿透。

6.骨

骨由骨质、骨膜与骨髓组成,是体内坚硬的结缔组织。骨质的结构为排列规则的多层板状,称骨板,为密质骨;在骨板的深部有数层骨小梁,交错成蜂窝状结构,为松质骨。骨组织是全身钙、磷的贮存库,钙99%沉积在骨内。

二、人体组织的结构特征

人体的结构层次由小到大依次是细胞—细胞群—组织—器官—人体。成人约有$1×10^{15}$个细胞,每个细胞都有细胞膜,细胞群有纤维组织包膜,大量细胞群构成组织。人体组织可归纳为四大类,即上皮组织、结缔组织、肌组织、神经组织。四大基本组织以不同数量、种类和形式组合成器官,各具其解剖结构特征。以肌组织为例,肌细胞外有肌内膜包裹,肌细胞之间有少量结缔组织、血管、神经、淋巴管,肌细胞群外分别有肌膜及肌束膜、肌外膜等分隔。正常各实质性脏器表面均有致密的含有大量结缔组织的被膜,并伸入实质,将脏器分隔成结构基本相同的许多小单元。肝脏,肝细胞直径15~30μm,占肝内细胞的80%,肝细胞群组成肝小叶,为肝的基本结构,每个肝小叶长约2mm,宽约1mm,成人肝内有50万~100万个肝小叶,肝小叶之间有结缔组织、胆管、血管、门管区相互分隔,汇合成各级肝动脉、静脉及胆道系统。肾脏,每个肾约有100万个肾单位(肾小体和肾小管),肾小球直径约200μm。肾小球与肾小管之间有结缔组织、血管、淋巴管、神经等。空腔脏器如胃、肠,含液脏器如胆囊、膀胱,其壁由内向外依次为黏膜或内膜、黏膜肌层、黏膜下肌层、肌层、浆膜层。动脉管壁结构为内膜下有内弹性膜,中膜由环形平滑肌纤维、胶原纤维及弹性纤维组成,大动脉中膜厚,中、小动脉的中膜依次变薄,外膜为疏松结缔组织。

在软组织中,胶原纤维是主要弹性成分,大量存在于结缔组织及病理组织中,广泛分布于全身各组织与脏器中,组织的弹性与密度的不均匀性导致反射与散射;弹性起伏引起的散射比密度变化所引起的散射强,是主要的超声散射源。对心肌梗死犬进行超声与病理学的研究表明,梗死部位胶原蛋白含量增多,背向散射增强,衰减系数大。

三、人体器官的运动功能特征

1. 心脏运动

心脏运动为节律性的搏动。收缩期心室收缩、房室瓣关闭、半月瓣开放、射血至大动脉;舒张期心室舒张、半月瓣关闭、房室瓣开放、血流由大静脉回心。心脏的运动导致全身动脉血管有节律、规则地搏动,收缩期血流快,舒张期血流慢。

2. 肺呼吸运动

肺呼吸运动时,肺体积有规律地缩小与增大,进行气体交换导致膈肌及上腹部脏器肝、脾、肾随之上下运动,心脏整体位移及被肺覆盖等。

3. 胃肠蠕动

胃肠蠕动帮助进行食物消化及排泄。胃肠为空腔脏器,壁薄仅3~5mm;空腹时腔内仅少量气体及液体,饮水或进食后胃肠腔充盈。胃肠蠕动时,腔内气体、液体及内容物随之移动。

四、人体组织的衰减与组成成分及结构有关

人活体组织含大量蛋白质,黏滞性大,耗能多,人体各种组织对超声的衰减(系数)各不相同。衰减还与组织结构有关,如超声束垂直于肌纤维时衰减大,平行于肌纤维时衰减小。半值层是超声

在某组织中传播的过程中,声能衰减一半时的传播距离。

研究证明,人体组织含水量越多,声速越慢、衰减越小;含蛋白越多,声速越快、衰减越大。人体组织中水、血液等属很低衰减;脂肪、神经组织、肝属低衰减;心、肾及肌肉属中等衰减;皮肤、腱、软骨属高衰减;骨、肺则属很高衰减。

第二节 人体组织超声成像

超声在人体组织中传播,其回声的强弱取决于两种介质的声阻之差、入射超声与界面的角度,并与组织成分有关。

现代超声诊断仪显示实时动态图像,二维超声显示动态切面图,M型显示实时幅度—时间曲线,频谱多普勒显示实时频移—时间曲线。

一、二维超声成像

二维超声包括线阵、凸阵或相控阵(扇形)等,为电子扫描,每秒成像30帧以上。探头发射多束扫描线,入射人体,快速扫描被检部位,每条扫描线遇不同声阻的组织界面产生反射、散射回声,由浅入深的回声按序显示在监视器上,即成二维图像。

(一)正常人体组织及脏器的结构与回声规律性

正常人体组织从声学特性上分为3类:①人体软组织的声学特性(声速、声衰减等)与水近似,属一类;②骨骼;③空气。

1.皮肤及皮下组织的回声规律

皮肤及皮下组织均为实性软组织,皮肤深部依次为皮下脂肪、肌肉;胸、腹部深层为胸膜壁层、腹膜壁层及胸腹腔间隙;四肢及外周的深部为骨膜及骨骼。超声束在经过皮肤—皮下脂肪—肌肉—胸、腹膜壁层—胸、腹腔间隙等上述两种组织间的界面时,产生强弱不等的反射与散射,在声像图上显示界面回声,在一种组织内部根据组织声阻均匀性,决定回声的强弱。

2.实质性组织或脏器的回声规律

实质性脏器如肝、脾、肾、甲状腺、子宫、脑等,表面均有致密的结缔组织包膜,内部结构均匀一致的组织回声弱,如脑及神经组织、淋巴结等;内部结构不均匀的各有一定结构特点,如肝脏呈楔形,外有包膜,内以肝细胞为主,有汇管区,门静脉、肝静脉、肝动脉、胆道各自成树枝状有序分布;超声束经腹腔间隙—肝包膜—肝实质—肝内管道之间的各个界面反射,肝内细小结构间有散射,显示肝声像图。肾脏声像图显示低回声的肾脂肪囊,较强回声的细线状肾包膜,低回声的肾皮质、肾锥体,较强回声的肾盏、肾盂与肾门。横纹肌由肌纤维、肌束组成,肌束外均有肌膜包裹,形成无数声阻不同的界面,回声明显不均匀。

3.含液体脏器的回声规律

含液脏器如眼球、胆囊、膀胱、心脏、血管等,结构特点为有实性组织为壁,壁厚薄不一,正常脏器壁整齐,腔内液体各脏器密度不一,尿液密度小,由小到大依次为胆汁、眼玻璃体($1.010g/cm^3$)、血液($1.055g/cm^3$)。胆囊、膀胱壁由外向内为浆膜、肌层及黏膜层,腔内为声阻均匀的胆汁、尿液。

超声束经腹壁各层—肝脏前—肝后缘—胆囊前壁—胆汁—胆囊后壁,声像图上分别显示各界面回声,腔内为无回声区。心脏壁较厚,有特定的结构,腔内血液为较黏稠液体。超声束经前胸壁—胸腔间隙—右室前壁(心外膜—心肌—心内膜)—血液—室间隔—血液—心后壁,各界面均有回声,血液通常为无回声,灵敏度高的仪器可显示血液中的极低回声。

4.含气脏器的回声规律

含气脏器如肺,肺表面有包膜、肺泡壁,肺泡内充气,超声束经胸壁、胸膜到达肺泡壁与气体交界处,因声阻相差悬殊,两者的声强反射系数为0.9989,即99.89%的能量被反射,几乎无能量进入肺内。回声能量在探头—空气之间往返反射多次,反射波在组织中传播能量逐渐衰减,声像图中显示距离相等(胸壁)的多次反射,回声强度逐渐减弱。即超声不能穿透肺内气体,不能显示正常肺内结构及被正常肺遮盖的深部结构与病变。同理,胃、肠胀气时,超声亦无法显示胃肠深部组织。

5.正常骨骼回声规律

正常骨骼,由骨密质构成骨板,含钙质多,与周围肌肉声阻相差数倍,超声束经软组织—颅骨界面声强反射系数为0.32,即32%的能量被反射,二维图上显示强回声。骨板下为骨松质,由骨小梁交织排列成海绵状,超声进入骨松质后在海绵状结构中来回反射、折射,能量被吸收衰减,不能穿透骨骼(除头颅颞侧骨板最薄处外),骨骼后方无超声,称声影。即超声不能显示骨组织的内部结构及骨髓腔,也不能显示骨骼后方的组织或脏器。

(二)病理组织的声学特性与回声规律

病理组织的声学特性可分为液性、实质性、钙化、气体。同一疾病在病程中不同时期的声学特性可不同,回声亦不相同,但不同疾病在病程中某一时期可能出现声学特性类似的病变,如肝脓肿早期炎症为实质性占位病变表现,声像图相似,肝脓肿化脓期为肝内液性占位病变,肝癌巨块型中心可液化、坏死、出血,超声图显示亦为肝内液性占位病变。

1.液性病变

液性病变包括囊肿、积液、脓肿、液化等。单纯囊肿通常液体稀,壁薄、光滑,二维超声显示清晰无回声区,边界清楚,伴有光滑、较强线状回声,呈圆形或椭圆形。积液可为浆液、黏液、血性液或脓液,为清晰或不清晰的无回声区,形状与所在部位有关。脓液与坏死液化如坏死完全为无回声区,坏死不完全则无回声区内常有多少不等的低回声,边界多不整齐,形态不规则。

2.实质性病变

实质性病变,病理上可有水肿、炎性浸润、纤维化、瘢痕、肿瘤、结石、钙化、血栓、斑块等,可以发生在各种组织或脏器内。

(1)水肿:局部组织或脏器水肿,声像图显示局部组织增厚或脏器直径增大,内部回声较正常部位低。

(2)炎性浸润:轻度或慢性炎症超声图像可无异常,急性炎症常局部肿大,炎症局限时如脓肿早期,局部回声增多、增强伴分布不均匀。

(3)纤维化:纤维组织较致密,含胶原较多,声阻较大,在其他组织中有纤维组织增生或局部纤维化,声像图显示局部回声增强,但无声影。

(4)瘢痕:胶原纤维组织收缩成瘢痕,超声显示局部斑块状强回声。大的瘢痕后方可有声影。

(5)肿瘤:占位性病变,有良性、恶性之分,多呈圆形。良性肿瘤多有包膜,内部结构多较均匀。

超声显示有线状包膜回声,表面规则,内部回声多均匀。恶性肿瘤生长快,多无包膜,向周边浸润生长,小肿瘤多为瘤细胞,稍大肿瘤内部有坏死、出血,超声显示肿瘤边界不平或有伪足样伸展,小肿瘤内部多为低回声,稍大者内部回声强弱不一。含液脏器如胆囊、膀胱壁发生肿瘤,多突向腔内。

(6)结石:结石以胆道系统及泌尿系统多见,多含钙盐,超声显示强回声伴后方声影。

(7)钙化:钙盐沉积常可见于结核病灶、风湿性瓣膜病、肿瘤内、动脉粥样硬化斑块中。声像图表现局部回声明显增强并伴后方明显声影。

(8)血栓:可发生在心腔及血管内,由于血栓发生时间不同,内部组成成分不一,声像图显示早期新鲜血栓为很低回声,不易发现,陈旧血栓内有纤维增生或机化,回声明显增强。

(9)斑块:发生于动脉粥样硬化的血管壁,声像图显示斑块回声强弱不一(与组成成分有关),并向腔内突起。

3.含气病变

(1)含气脏器内病变:肺内任何病变,位于肺边缘,表面无正常肺遮盖者超声均能显示,如肺脓肿、肿瘤等。肺外病变如大量胸腔积液将肺压缩萎陷,超声可穿过少气或无气(实变)的肺组织检查病变。胃内空腹时有气体影响检查,可饮水充盈胃腔后检查、观察全胃,肠管亦可充液驱气后检查,不仅可显示胃、肠壁病变,还可显示胃肠后方的胰腺、腹膜后组织及输尿管等病变。

(2)含气脏器穿孔、破裂:胃肠穿孔,胃肠内气体逸出至腹腔,积存在腹腔的高位处,仰卧位可进入肝前间隙,左侧卧位进入肝右间隙,超声检查局部各肋间均显示气体,无肝脏回声,但在低位或改变体位后检查,肝位置正常,表明腹腔有游离气体,超声十分敏感。肺泡破裂,气体进入胸膜腔,超声无法与肺内气体回声区分。含气病变如巨结肠,肠管内充满气体,压力大,触诊似实性肿块,超声从前方(高位)或侧方检查均为强烈气体回声。

4.骨骼病变

骨骼(除颅骨颞侧外)诊断超声无法穿透。骨折即骨组织折断即使是裂缝,超声即可从裂缝中穿过,显示骨折线。骨质因病变被破坏,如化脓性骨髓炎、骨肿瘤等,超声可显示病变的大小及声学性质及周围软组织受侵犯情况。

二、M 型成像

1.M 型超声

以单声束经皮肤—皮下组织—胸膜腔—心包—心室壁—血液—室间隔—血液—二尖瓣—血液—心脏后壁,在两种结构界面处产生反射,自前向后形成一纵列回声点,随心脏的收缩、舒张而前后运动,此列在监视器上自左向右等速移动,使这列回声随时间展开成为曲线。

2.正常 M 型曲线

正常心脏各部位结构如主动脉、心房壁、心室壁、室间隔、二/三尖瓣等运动曲线各有其特点,形态、幅度、速度不同,各曲线间的距离随心脏运动时相而变化。心脏收缩期右室前壁及室间隔向后运动,左室后壁向前运动,上述各曲线间距离变小,舒张期则相反。正常二、三尖瓣前叶呈细线样曲线,舒张早期开放最大,形成尖峰,随心室充盈迅速后退至半关闭状态,心房收缩又略开放并迅即关闭,形成第二峰。

3.病理性曲线

各种心脏疾病受累的部位不同,风湿性心脏病常使瓣膜受损,增厚,纤维化,弹性明显减退,活动僵硬等。M型超声显示二尖瓣曲线增粗,舒张期尖峰消失呈平顶、城墙样改变。心肌缺血时心室壁回声曲线幅度降低,速度下降。心脏扩大时室间隔与室壁间距离增大等。

三、多普勒超声成像

多普勒超声接收血流中细胞的散射信号频率,减去发射波频率,获得差频(频移),显示血流(血细胞)运动速度(由频移转换成的),称速度显示,以频谱曲线(PWD、CWD,一维)或彩色多普勒血流成像(CDFI,二维)方式显示。接收血细胞散射的能量成像,显示能量多普勒成像(PDI,二维)。

1.正常血流显示

(1)速度显示:正常心脏及动、静脉内各部位血流速度有一定测值范围。多普勒超声可显示心脏、血管内血流速度、血流方向(动脉系统为离心性、静脉系统为向心性)、血流性质(层流)。血流速度频谱曲线可分析心动周期中瞬间血流速度、加速度、减速度、血流持续时间等参数。

(2)能量显示:低速血流敏感性高,主要用于显示小血管、迂曲血管、正常脏器血管树及末梢微小血管,不能显示血流方向。

2.病理性血流显示

(1)血流方向异常:各瓣膜口反流、先天性心内外分流及动静脉瘘、窃血(为血管闭塞致远侧血流逆向)。

(2)血流性质异常:湍流产生于血流通过异常狭窄口,如瓣口狭窄、反流、分流、血管腔狭窄,PWD频谱曲线呈充填型,CDFI呈多彩镶嵌。涡流产生于血管腔突然膨大的部位,如动脉瘤及假性动脉瘤等,局部血流呈漩涡状。

(3)血流速度异常:频谱多普勒可显示在上述反流、分流及重度狭窄部位远侧血流速度显著加快。在狭窄部位近侧血流速度缓慢,静脉血栓形成的远侧血流速度极慢。

(4)能量显示:可显示肿瘤内微小血管。

第三节 超声伪像

一、二维超声伪像

(一)混响

1.多重反射

发射的超声波遇到垂直于声束的高反射界面,反射回来的声波再次遇到探头表面,再由探头表面反射回高反射界面,如此来回反射直至超声波完全衰竭。

2.内部多次混响

超声波声束在某些特殊物体内部(如节育器等)来回反射或在混有液体的微气泡间来回反射,可产生较短的"彗星尾征"。

另外，如果声束传播途中遇到非常薄的液层且液层下为极强的反射界面，则绝大部分声波会反射回来，在液层间反复反射，称为"振铃效应"。

(二) 部分容积效应

超声探头发射的超声束是具有一定厚度的，所以显示的超声图像包含声束厚度空间内回声信息的叠加图像。当病灶小于声束厚度，或大于声束厚度但部分位于声束内则回声会与正常组织重叠，称为部分容积效应（也称为声束厚度伪像）。

(三) 旁瓣伪像

超声探头发射的声束由主瓣和旁瓣两部分组成，主瓣位于中央，外侧有多个旁瓣，呈放射状分布，旁瓣声能一般明显弱于主瓣，但遇到组织界面时，主瓣和旁瓣均会成像，旁瓣像会叠加在主瓣图像上，形成旁瓣伪像，如眼内异物的"蝶翼"状伪像。

(四) 侧方回声失落

超声波声束遇到弧形界面时，超声波的反射和折射遵循斯奈尔（Snell）定律；当入射超声波角度过大时，反射回波射向其他方向，超声探头接收不到，产生回声失落现象。

(五) 折射伪像

当超声波声束遇到声速不同的相邻组织所构成的倾斜界面时（如梭形或圆形界面），会产生折射现象，透射的超声波束传播方向发生偏转，产生折射伪像，亦称棱镜效应。由于折射和正常图像同时存在，致使同时形成两个同样的图像。

(六) 后方回声增强

超声波在传播过程中随深度增加会出现衰减，当所遇到的病灶或组织介质较均匀、衰减很小时，在同等的TGC条件下，其后方的回声强于同等深度的周围组织回声，此现象称为后方回声增强效应。此种效应经常出现在囊肿、脓肿及某些液性病变后方，可利用此效应进行鉴别诊断。

(七) 声影

超声波在传播过程中，如果遇到强反射界面或衰减大的目标时，超声能量急剧减弱甚至消失，则目标后方没有超声波到达，因此检测不到回波信号，形成声影。气体、结石、骨骼及瘢痕等组织后方可产生声影效应，可作为诊断的依据。

(八) 镜面伪像

超声波产生镜面伪像的原理与光学镜像的生成原理相同。当超声波在传播过程中遇到平整光滑的高反射界面时，声像图会在界面的后方出现对称的"虚像"，此种现象称为镜面伪像。例如，在膈顶部，声束遇到膈胸膜和含气肺组织界面时，声波在此界面如遇到反光镜一样反射回探头，产生镜面虚像。超声在膈肌附近比较容易产生此种伪像。另外，彩色多普勒血流图也会产生镜面伪像。

(九) 声速失真

人体组织是不均质的各向异性的超声波传播介质，因此，声束在不同组织中的传播速度是不相同的。但常规彩超的声速测量标准是统一的（1540m/s），是按人体软组织平均声波传播速度设定的。通常对于肝、脾、胆、子宫附件、囊肿、脓肿等的检测，测量误差不大；但对于声速过低的组织，如巨大的脂肪瘤等，测量值会过大；而对于声速很高的组织，如骨组织等测量值会减小，因此，需要注意正确的超声测量方法。

(十)近场盲区伪像

超声波声场的近场区域靠近压电晶片,此区域声压和能量分布极不均匀,这是由于此区域内声波干涉现象最为严重,因此,近场区也称干涉区。由于此区域声场能量分布不均,会引起图像模糊不清,且分辨率很低。通常情况下,相控阵探头和单晶片探头影响较大,线阵和凸阵探头影响较小。

二、多普勒超声伪像

(一)衰减伪像

彩色多普勒信号分布不均匀,浅表组织彩色血流信号显示丰富,而深部组织彩色血流信号较少,甚至不显示。这是因为彩色多普勒血流信号来源于微弱的红细胞背向散射,而多普勒超声频率越高,其通过组织时衰减越严重。因此,容易产生近场血供多,远场血供少的多普勒衰减伪像。

(二)多普勒混叠伪像

无论是彩色多普勒血流显像(CDFI)还是多普勒频谱(PW 或 CW),均会受到 Nyquist 取样极限的限制,当所检测的血流速度超过检查的范围时,彩色多普勒血流的方向会发生倒错,而多普勒频谱也会显示在基线的另一侧,此种现象称为混叠伪像。操作中可通过改变速度标尺的范围(脉冲重复频率 PRF)、零位移动(速度标尺的基线)以及使用较低的探头频率,可减小混叠伪像的影响。

(三)彩色"外溢"伪像

彩色多普勒血流信号显示超出血管腔,"渗出"血管壁进入邻近组织区域内,称为彩色"外溢"伪像。彩色外溢产生是由于彩色增益设置过高或速度标尺范围设置过低造成的。因此,降低增益或适当设定脉冲重复频率(速度标尺)可以减少彩色外溢的影响。由于彩色外溢的存在,血管径线的测量应以灰阶超声图像为主。

(四)角度依赖伪像

无论是多普勒频谱还是彩色多普勒血流显像,均与多普勒的取样角度即超声束与血流方向(血管)入射角度相关,此现象称为角度依赖。当入射角与血流方向成 90°时,频谱和彩色多普勒均无多普勒信号显示,即频谱为零,而血管内没有彩色血流信号。通过手动操控探头调整探头的角度可以减小角度依赖的影响。

(五)闪烁伪像

彩色多普勒信号来自运动产生的多普勒效应,因此,运动的心脏、大血管或呼吸运动会导致相邻区域图像上产生杂乱的、搏动性的、大片状或宽带状彩色干扰信号,称为闪烁伪像。该伪像与被检测器官的活动密切相关,会影响某些正常血管内的血流显示。闪烁伪像由于与人体组织器官自身运动相关,因此,消除此类伪像比较困难。

(六)彩色多普勒快闪伪像

彩色多普勒快闪伪像主要见于表面不光滑的尿路结石和前列腺结石的后方。彩色多普勒超声仪采用相差分析法来计算多普勒频移,是通过测量相邻两个脉冲回声信号的相位差来实现的。当超声波在传播过程中遇到强散射体(如结石、粗糙的钙化等)时,相位检测器首先检测的是强散射体相位的变化,当散射体数目较少,相邻两个脉冲到达这些散射体时,声束与界面间会出现轻微的位移,从而产生不确定的、假的多普勒频移现象。强回声体表面光滑与否与快闪伪像程度密切相关。物体越硬、表面越粗糙、超声散射体越多,快闪伪像越明显。快闪伪像对识别不典型的尿路结石非常有帮助。

第四节　诊断超声的分辨力

诊断超声的分辨力是指在超声图像上能分辨两个被检测目标的最小距离。超声显像的分辨力分为纵向、横向及侧向分辨力。

一、纵向分辨力

纵向分辨力又称轴向分辨力，是指区分在超声束传播方向上两个目标的最短距离。反射式超声的纵向分辨力与超声频率成正比，理论计算最大纵向分辨力为 $\lambda/2$。但由于受仪器发射的脉冲宽度等影响，实际的纵向分辨力约为理论分辨力的 5～8 倍（相当于 2.5～4 个波长）。如发射频率为 3.5MHz，在人体软组织中传播，波长为 0.44mm，其理论纵向分辨力为 0.22mm，实际分辨力为 1.1～1.76mm；人体细胞中最小的红细胞直径约 7.0μm，最大的肝细胞直径 15～30μm，使用 7.5MHz 频率的仪器，实际分辨力为 500～800μm，远大于细胞直径。目前常用的超声仪，所检测的是成群细胞的结构变化，不是单细胞的变化，更不是细胞内的改变。因此，超声不可能做出如肝细胞性肝癌、视网膜母细胞瘤、结核性腹膜炎等细胞病理学诊断。

二、横向分辨力

横向分辨力等于声束宽度，用聚焦的方法使声束变窄，可提高横向分辨力。在圆形声束探头横向分辨力又称侧向分辨力。但线阵或凸阵探头，声束成矩形，将探头的短轴方向称为横向，其分辨力为横向分辨力（亦有称厚度分辨力）。

三、侧向分辨力

侧向分辨力等于声束的宽度，可用各种电子聚焦或电子波束形成等方法使波束变细，提高分辨力。

上述三种分辨力，纵向分辨力取决于发射超声频率，横向或侧向分辨力取决于声束宽度。不论何种探头，随着与探头距离的增加而声束的宽度增加，在不同深度上分辨力不同。在焦区内声束细，分辨力高，在焦区外，分辨力低，检查时应使被测目标在焦区内。

此外，超声分辨力还与目标所在的介质有关，液体内有细线状结构，厚仅 0.1mm 也能产生反射及显示回声。在实性组织中有囊性病变，直径 2～3mm 即能辨别；肝组织中有实性病变，若回声低于或高于周围组织，直径 1cm 才能辨认，回声与正常肝组织相似（等回声）则需更大或借助造影等其他方法才能分辨。

第二章 胰腺疾病的超声诊断

第一节 解剖概要

一、胰腺形态、位置及周围血管的关系

胰腺为一狭长腺体，横贴在后腹壁上部，略向左上腹延伸，横跨第1～2腰椎椎体前方，长12～15cm，宽3～5cm，厚1.5～2.5cm，平均重量60～100g。胰腺在腹壁的体表投影相当于脐上6～10cm处。胰腺质软，无纤维包膜，腹侧为腹膜掩盖。胰腺分头、颈、体、尾四部分，各部之间无明显界限。头部最宽，颈部最短，体部最长，而尾部较短，头部与颈部位于腹正中线右侧，体、尾部位于腹正中线左侧，尾端可达脾门。

(一)胰头(包括钩突部)

胰头部偏阔，略呈球形，纵断面呈椭圆形，埋在十二指肠空肠曲内；其上方为门静脉、肝动脉，前方及右侧为肝右叶，右前叶为胆囊，后方为下腔静脉，钩突为胰头的一部分，它的前方为肠系膜上静脉，后方为下腔静脉。

(二)胰颈

胰颈介于胰头和胰体之间，长约2.5cm，前方为胃后壁，后方为肠系膜上静脉与脾静脉汇合形成的门静脉。

(三)胰体

胰体较长，纵断呈三角形，距腹壁最近，超声最易显示，前方有胃，胃与胰体间隙为网膜囊，胰腺后方为脾静脉。胰体定位常以脾静脉、腹主动脉和肠系膜上动脉为标志。

(四)胰尾

胰尾较短，位于脾静脉前方，胰体的左侧，为胰体末端逐渐形成的锥形部分，纵断面呈菱形，其末端抵达脾门，胰尾左侧为左肾及左肾上腺。

二、胰腺的胰管

胰管，位于胰体实质内，分主胰管与副胰管，主胰管横穿胰腺。自胰尾部至胰头部，一般在胰头右侧缘与胆总管汇合，形成壶腹部，开口于十二指肠乳头部，为胰腺最大的排泄导管，收集各小叶胰管内胰液，引流大部分胰液。主胰管直径为2～3mm，最粗不超过4mm，阻塞时可扩张至5～8mm或更大，最粗可达2cm。副胰管较短而细，位于胰头部主胰管之前上方，开口在主胰管开口上方约2cm的十二指肠黏膜处，有时变小或阙如，变异较大。

三、壶腹区解剖

壶腹区包括胆总管下端、胰管下端及十二指肠乳头部(一般指乳头开口为中心直径2cm的范围)，胆管、胰管与十二指肠连接有3种形式：①胰胆管汇合成共同管后与十二指肠连接(占74%)；

②胰管、胆管单独与十二指肠连接(占 19%);③胰胆管并行进入十二指肠中间仅以隔膜分开(占 7%),对解释临床病变有时出现双管征、有时无双管征有帮助。胰胆共同管一般长 3mm,黏膜大多呈叶瓣状,中间有大小不等的囊袋相隔,形成了特殊的瓣膜系统,有防止相互之间反流及十二指肠逆向反流的作用。胆汁、胰液的排出及防止十二指肠内容物的反流是依靠括约肌、神经和壶腹区黏膜结构完成。

管内压力亦是排液防反流的一个重要因素,胰管压力高于胆管内压力的 2~3 倍,肝内分泌压力为 29.42~34.32kPa,胆管内压力为 4.90~14.71kPa,平时壶腹括约肌关闭,胆总管形成高压区,胆汁就流向胆囊,当壶腹括约肌开放,胆囊收缩,胆汁进入十二指肠,胰胆管内压均高于十二指肠内压,这种压力只允许有一个向前的梯度。

胰胆管开口于十二指肠降段位置,根据解剖学结果,在十二指肠降段下 1/3 段开口约占 66%,中 1/3 者约 27%,上 1/3 者约 3%。

胆总管胰段与胰腺的关系有两种类型:一是被一层薄的胰腺组织覆盖,此型较多;二是被一层胰腺被膜覆盖,位于胰腺后面的胆总管沟中,这种解剖关系,常造成胰头癌或慢性胰腺炎时出现阻塞性黄疸。

第二节 检查方法

一、检查前准备

患者必须空腹(一般需禁食 8h 以上),以减少胃内食物残渣、气体干扰超声的穿透。肠腔胀气或便秘者,睡前服缓泻剂或于检查前行清洁灌肠,若图像仍显示不清可饮水 500~800mL,使胃充盈,形成"透声窗",便可清晰地显示胰腺图像。

二、仪器条件

灰阶实时超声影像仪,凸阵探头。频率 3~3.5MHz 为宜,肥胖者选用 2.5MHz,消瘦者及儿童选用 5MHz 较佳。

彩色多普勒超声,频率 3~3.5MHz,略降低增益,使胰腺显示清晰,亦可用二次组织谐波成像、彩色多普勒超声及能量多普勒超声以显示其组织与病变之间的血供关系及有关血流指标,以帮助鉴别病变性质。超声内镜及导管超声对壶腹区病变提供了更好的检查手段。

三、体位与扫查途径

(一)体位

1.平卧位

患者平躺暴露上腹部,腹部放松,平静呼吸,双手平放身体两侧。

2.半坐位

患者双手掌支撑在身体两侧,向后呈 45°左右,腹部放松,平静呼吸,这是显示胰腺的最佳体位,有90%～95%的机会清晰显示胰腺各部位,其原理是肝位置下移,将横结肠向下推移,形成良好的"透声窗"。

3.侧卧位

侧卧位分右侧卧位及左侧卧位,右侧卧位使气体流向胃底,用于探查胰头部。左侧卧位使气流向胃窦部以探查胰体及胰尾。

4.俯卧位

俯卧位为探查胰尾常采用的位置,因胰尾伸向脾门,以此体位可通过左肾观察脾肾夹角或脾门处胰尾。

(二)扫查途径

胰腺的体表投影在脐上6～10cm区域,探查时不宜急于做横切扫查,首先应于脊柱右侧以显示下腔静脉长轴,在肝下方,下腔静脉前方显示低回声区,此为胰头部,并以此为轴心逆时针旋转探头,做右低左高的斜向横切显示胰腺全貌,其中最重要的解剖标志是在胰腺后方一定要显示与胰腺低回声伴行的脾静脉图像,否则容易将十二指肠横行部误认为胰腺,胰尾部扫查时一定要将脾脏图像显示,否则胰尾显示不完整,容易造成漏诊。

胰胆管十二指肠区的探查,依据胰胆管在十二指肠开口位置做不同角度的旋转,显示胰胆管下端及十二指肠横断面,根据胰胆管开口于十二指肠降段位置,开口于上1/3顺时针旋转角度应大于90°,中1/3段者约90°,下1/3基本上可延伸直下,稍做调整,最佳切面能显示十二指肠乳头区。

四、注意事项

(1)熟悉胰腺及壶腹区的解剖特点、探查方法、体位、手法、声像图特征,是诊断胰腺及壶腹区病变的基础。

(2)注意检查步骤,先纵切显示下腔静脉,在其前方显示低回声断面做逆时针旋转,右低左高的横切面以显示胰腺的长轴,在其后方一定能见到伴行的脾静脉,检查胰尾一定要将脾脏显示。

(3)胃内有积气者影响胰腺检查,宜用去气水500～700mL充盈,饮水时最好用吸管,避免大口饮水时气体带入影响观察,服用糊状胃显像剂亦利于排气,胰腺亦较清晰,适度的腹壁加压伴以改变体位亦是驱气的一种方法。

(4)适当降低增益,使胰腺低回声轮廓显示清晰。

(5)胰胆管十二指肠区的显示一定要注意旋转角度,为使十二指肠内壁及乳头部清晰显示,可加用十二指肠低张方法并饮水。

(6)发现胆总管或胰导管扩张,临床已有某些上消化道症状者,应加用利胆试验、脂餐试验及定期追访观察。

(7)对发现轻度异常但又不能确定性质的患者,应做其他影像学检查及临床试验检查。

第三节 正常声像图

由于胰腺无包膜,其回声强度略高于或等于肝脏回声,与周围脂肪组织较难区别,尤其肥胖者,脂肪常侵入胰腺实质内,以致难以确认胰腺边界,故常以胰腺周围血管作为标志,来确认胰腺轮廓。因此,必须熟悉胰腺解剖位置和周围血管的行径。如下腔静脉及腹主动脉前方为胰头、胰体,肠系膜上动脉位于腹主动脉前方和胰体的后方,肠系膜上静脉位于下腔静脉之前,为胰腺颈部的标志,脾静脉由脾门向右下方沿胰腺后方行走。

一、胰腺形态

胰腺形态分型。
(1)蝌蚪型:胰头粗,胰尾细,其厚度从头向尾部逐渐缩小,形似蝌蚪状,此型多见,约占44%。
(2)哑铃型:胰头及胰尾粗,而胰体细,形似哑铃,此型约占33%。
(3)腊肠型:胰头,胰体,胰尾厚度相似,约占23%。

二、胰腺测量方法及正常值

胰腺正常值一般以胰腺前后径为主,而长径临床参考价值不大,一般不测量,当胰腺体积增大(炎症或肿瘤)时可测量宽径。应采用切线法测量,根据胰腺走行弯曲度画切线并分别测量胰头、胰体、胰尾。

胰头(不包括钩突)正常值为1.5~2.5cm,胰体为1.0~2.0cm,胰尾为1.0~2.5cm(视胰腺形态而定),胰导管宽径小于3mm。测量位置:在下腔静脉前方测量胰头,在腹主动脉前方的肠系膜上动脉前测量胰体,而胰尾则应尽量在胰体左侧最终端进行测量。

三、正常胰腺及壶腹区声像图

(一)横断扫查

胰腺位于前腹壁下,一般为5~6cm,较瘦者为2~3cm,肥胖者或有腹水者可达10cm以上,胰腺呈轻度向前方凸起的带状结构,可清楚显示胰腺长轴,边缘光滑、整齐,内部回声均匀呈细点状。胰头较膨大,下后部为钩突,后方为下腔静脉,胰体后方有脾静脉、腹主动脉、肠系膜上动脉,其前方为肝左外叶、胃腔及小网膜囊,胰尾部侧动探头可见脾脏,亦可见胰腺后方的脾静脉进入脾门,胰头外侧可见到胆总管的圆点状低回声。

(二)纵断扫查

在下腔静脉前方显示梨状或椭圆形低回声为胰腺头部,与下腔静脉紧贴,向后方突出膨大部分为钩突。探头左移胰体呈三角形,在胃与腹主动脉、肠系膜上动脉之间。胰尾用俯卧位从背部扫查,胰尾在脾和左肾夹角处。

(三)壶腹区扫查

患者需饮水,最好做低张处理[肌内注射山莨菪碱(654-2)10mg],沿胆总管向下追踪探查,直至十二指肠。最佳切面应显示胆总管长轴相,部分患者亦可见胰导管与其伴行进入十二指肠内壁,扩张的十二指肠降段呈短轴相,内侧壁轻微隆起为十二指肠乳头。

第四节 慢性胰腺炎

一、病理与临床表现

慢性胰腺炎(CP)又称慢性复发性胰腺炎,是一种反复发作的渐进性的胰腺广泛纤维化病变。多发生于30~50岁,男性多于女性。发病原因可由急性胰腺炎迁延所致,亦可与自身免疫、胆管结石、胆管感染、慢性酒精中毒、外伤、相邻器官炎症侵袭等因素有关。近年研究表明,长期饮酒导致慢性胰腺炎者占38.8%,胆源性者占27.9%。其病理变化主要是小叶周围和腺泡间的纤维化,伴局灶性坏死和钙化。病理改变轻重不一,胰腺形态可以正常,亦可质地变硬呈结节状,或明显缩小,钙质沉着。胰管常有多发性狭窄和囊状扩张,管腔不规则,管内常有结石或钙化,往往形成囊肿。在重症病例,腺泡和胰岛组织破坏、萎缩甚至消失,以致胰液和胰岛素分泌减少。

复发性胰腺炎急性期,胰腺呈充血、水肿、坏死等类似急性胰腺炎的病理改变。

胰头部慢性局限性胰腺炎(FP)是慢性胰腺炎的一种特殊类型,又称沟部胰腺炎,多呈隐匿性发病,炎症的持续发展可形成胰头局限性肿物,表现为梗阻性黄疸和胰头占位,邻近的门静脉缩窄,与胰腺癌难以区别。

临床表现:由于病理变化不一致,临床表现有轻有重。轻者有慢性发作性上腹痛和消化道症状,其发作频率逐渐增加,没有代谢紊乱。重症和晚期病例,由于胰腺组织严重损毁,除有腹痛、呕吐等症状外,可引起糖尿病以及脂肪泻和体重减轻、消瘦等吸收不良综合征的临床表现。胰头部纤维化严重的病例可阻塞胆总管发生持续或间歇性黄疸。腹部X线平片可见胰腺区沿胰管分布的钙化斑点;ERCP可显示胰管狭窄或呈不规则串珠状扩张及结石。

二、超声影像学表现

(一)胰腺萎缩或局限性肿大

病程早期或急性发作期可表现为胰腺弥漫性或局限性肿大,但不如急性胰腺炎严重。胰腺形态呈"香肠"状,亦可轻度不规则,有的局部凸起,边缘不整齐,与周围组织界限不清,后方衰减明显,但胰周血管无侵犯、包绕、无明显肿大的淋巴结。少数患者至病程后期,胰腺轮廓缩小而较难显示。

(二)胰腺实质回声增高分布不均

由于腺泡和胰岛萎缩,代之以纤维和脂肪组织而表现为粗糙的点状不规则高回声,其回声强度与胰腺纤维化病变过程一致。胰腺实质内钙质沉着引起胰腺钙化,产生粗大的致密强回声,较大的钙化灶可伴有声影。少数病程早期及急性发作期可出现不均匀、较粗糙的低回声。

(三)胰管扩张及胰腺结石

主胰管不规则扩张,管腔粗细不均,迂曲或呈囊状,管壁不规则或呈断续的高回声,主胰管内结石呈圆形或弧形强光团,可伴声影。

(四)胰腺囊肿

胰腺囊肿根据病理改变分为假性囊肿和潴留囊肿两类;假性囊肿较大,位于胰腺浅表面;潴留囊肿较小,位于胰管附近。胰腺囊肿表现为透声肿块,内有碎屑或合并感染、出血时可有点状回声。

胰管与囊肿相通或管腔内检出结石是慢性胰腺炎的特征性声像图表现。

(五)胆管扩张及胆结石

50%以上的慢性胰腺炎伴有胆管结石。慢性胰腺炎时,纤维化胰腺组织压迫造成胰腺段胆总管狭窄;胰头部局限性炎性肿块及胆总管结石,均可引起梗阻部位以上的胆管扩张。

三、鉴别诊断

(1)正确辨认胰腺回声增高:胰腺回声强度受仪器调试和前方介质的声阻抗特性影响较大。应注意适当调节总增益和深度补偿,根据胰腺深度调节聚焦并结合前方组织的回声强度综合分析。饮水后或有腹水存在时胰腺回声增高;胰腺纤维组织增生、脂肪浸润均能使胰腺回声增高,需与慢性胰腺炎区别。但前者胰腺实质回声分布较均匀,无胰管扩张;而后者回声粗糙,分布不均匀,结合其他临床资料可以鉴别。

(2)与胰腺癌鉴别:局限性胰腺癌与慢性胰腺炎的局限性肿块声像图相似,鉴别点参见下文的胰腺癌。少数弥漫性胰腺癌表现分布不均匀、粗大的、不规则高回声,与慢性胰腺炎的声像图表现相似。但前者胰腺形态明显失常,边缘不规则,后方声衰减明显,胰周血管受压、移位、浸润等征象均有别于后者。声像图鉴别困难者,需结合病史和临床资料,必要时做超声引导细针穿刺细胞学检查以资鉴别。

第五节 胰腺囊性病变

胰腺囊肿分为真性胰腺囊肿与假性胰腺囊肿两类。由于医学影像学的发展与临床广泛应用,许多较小的胰腺囊肿和胰腺囊性肿瘤可以在无临床症状时被发现。

一、真性囊肿

(一)病理与临床表现

真性囊肿由胰腺组织本身形成,囊肿发生在胰腺内,一般较小,囊壁来自腺管或腺泡上皮组织。囊肿较大时可突出于胰腺外,失去原来胰腺囊壁的结构,而难以与假性囊肿区别。

真性囊肿分为以下两种。

(1)先天性囊肿:因胰腺导管、腺泡发育异常所致,多见于小儿,与遗传因素有关。如皮样囊肿、囊性纤维症等。囊肿较小,呈单房或多房,先天性多囊胰常伴多囊肝或多囊肾。

(2)后天性囊肿:①潴留性囊肿,为较常见的真性囊肿,由于胰腺炎症、胰管狭窄或阻塞引起胰液潴留而形成。多为单发,体积不大,位于主胰管附近的胰实质内。②增殖性囊肿,包括胰腺囊腺瘤、囊腺癌。③寄生虫性囊肿,主要为发生于胰腺的包虫囊肿。

(二)超声影像学表现

(1)先天性囊肿:①胰腺实质中单个或多发的圆形或椭圆形无回声区,边界清楚,后壁回声增高。②多发密集的小囊肿往往不能显示其液性囊腔,仅表现为胰腺实质回声增高而不均匀。③胰腺呈多囊结构,并显示有多囊肝、多囊肾时即可诊断为先天性多囊胰。④胰腺囊性纤维症时胰腺大小正常或变小,亦可完全萎缩,胰腺部分被脂肪组织取代而表现为部分性或弥漫性高回声。

(2)潴留性囊肿:①显示胰腺实质内无回声囊肿;②有时可见囊肿与扩张的胰管相通;③慢性胰腺炎的超声征象,如胰腺组织回声不规则增高、分布不均等。

(3)增殖性囊肿:见下文中的胰腺囊腺瘤和囊腺癌。

(4)寄生虫性囊肿为胰腺内透声性囊肿:①圆形、壁厚、清晰、回声增高;②内部呈无回声;③如有子囊或头节可见囊壁有高回声突起或囊中的子囊。

二、假性囊肿

(一)病理与临床表现

胰腺假性囊肿是继发于胰腺炎或胰腺损伤后的并发症。急性水肿型和出血坏死型胰腺炎的囊肿,超声检出率分别为3.6%和28.6%,慢性胰腺炎的囊肿检出率为9%~28%。儿童胰腺假性囊肿的病因约60%是胰腺创伤所致,早期胰腺损伤常被忽视。

急性胰腺炎或胰腺外伤后,胰腺局部组织坏死、渗血、渗液、胰液外溢等积聚在网膜囊内被周围纤维组织包裹,形成的纤维壁没有上皮细胞覆盖,而成为假性囊肿。囊肿形成一般在2周以上,囊壁成熟则需4~6周,囊壁厚薄和时间成正比。囊肿的大小与原发病的严重程度以及胰管的梗阻程度有关。大的囊肿囊内液量可达上千毫升,呈碱性,淀粉酶含量一般很高。

临床表现可分为三组:①上腹包块。由于占位和囊内炎症而感上腹胀满,持续性上腹疼痛以及季肋、腰、背部牵涉痛。②周围器官压迫症状。较大的囊肿可压迫胃及十二指肠引起上腹不适;胰头部囊肿可压迫胆总管引起黄疸。③消耗症状。患者可有间歇发烧、消瘦、体重下降等。有10%~20%的假性囊肿可以自行吸收,有的可因囊肿与胰管相通囊液经胰管引流入肠道而消失。对6周以后持续存在的囊肿,需引流处理,5%~15%的假性囊肿可发生自发性破裂。

(二)超声影像学表现

(1)胰腺或胰周部位圆形或椭圆形无回声区,边界清晰光滑,与胰腺关系密切,后壁回声增高,可有侧方声影。囊肿巨大时可挤压周围器官,使其受压移位,也可使胰腺失去正常形态。

(2)囊壁完整,呈致密的包膜高回声。早期因囊壁不成熟,其边缘显示模糊或不完整。

(3)囊内大多数为无回声,当有少量坏死组织碎屑存在时,其中可见散在点状低、中度回声。若囊内有较多坏死组织或合并感染、出血时,则出现多发点状或斑片状高回声。

(4)假性囊肿自发性破裂时,患者突然腹痛,超声显示囊肿变小,壁不完整及腹腔积液。

三、胰腺囊腺瘤与囊腺癌

(一)病理与临床表现

胰腺囊腺瘤与囊腺癌非常少见,是由导管上皮发生的增殖性囊肿,统称为胰腺囊性肿瘤。好发于胰腺体、尾部。可分为以下几种。

(1)微囊肿性浆液性囊腺瘤:囊肿较小,囊内不形成乳头,无恶变倾向。

(2)巨囊肿性黏液性囊腺瘤:囊肿较大,呈不规则圆形或分叶状,包膜完整,囊壁较厚,0.2~1.0cm,有的为胰管侧支囊样扩张形成。切面呈多房或蜂窝状,各囊间为纤维结缔组织形成间隔,厚薄不一,内壁可见乳头状结节突起。有恶变成为囊腺癌的倾向。胰腺囊腺瘤的囊腔与胰管不通,囊液中淀粉酶含量不高。

（3）胰腺囊腺癌：较为罕见，呈多囊腔，囊壁细胞呈柱状或乳头状生长，伸入腔内，甚至充满囊腔。通常向肝内转移。

临床表现：多见于中年女性，早期多无症状，偶尔发现时，肿块已经较大，主要表现为上腹痛，闷胀或上腹不适，也可因压迫周围脏器引起背痛、胃痛。压迫脾静脉者可出现脾大。

（二）超声影像学表现

（1）微囊肿性囊腺瘤：①大多位于胰腺体、尾部，呈蜂窝状不可数多囊结构，各小囊直径≤2cm；②显示高回声边缘，肿块区域出现密集不均的高回声斑点，其间为多发的圆形无回声区；③较小的囊肿可表现为类似实质性肿块的高回声或低回声灶，但后方回声增高为其特征。

（2）巨囊肿性囊腺瘤：①肿块呈类圆形或分叶状，包膜完整，囊壁轮廓清楚；②内为无回声，呈多房结构，间隔较厚回声较高；③囊壁可有乳头状结构向腔内突出，内纤维间质常形成可钙化的中心星状痕；④位于胰头部的囊腺瘤可压迫胆管引起胆管梗阻。

（3）下列情况有恶变为囊腺癌的可能：①肿块较大，形态不规则；②囊壁轮廓线模糊、残缺；③向腔内突出的肿块较大；④CDFI在肿瘤实体部分或周边显示动脉血流信号；⑤如发现其他部位转移病灶则可提示胰腺囊腺癌。

（三）鉴别诊断

超声检出胰腺囊性病变的敏感性和准确性均较高，根据超声影像学特点，有时可进一步确定囊肿的病因。但当囊肿较大，声像图表现无特异性时，超声诊断比较困难，在鉴别诊断中应注意以下情况。

1.判明囊肿来源

（1）有时胰腺囊肿可与含液性器官及非胰腺部位囊肿混淆，如胰头部囊肿与胆囊、肝脏及右肾的囊肿；胰体部囊肿与胃内积液、网膜囊内积液；胰尾部囊肿与脾及左肾或肾上腺囊肿等。探测中应做多方向连续追踪观察，必要时饮水充盈胃和十二指肠，有助于判断囊肿来源。

（2）腹膜后实质均质性肿瘤（如淋巴瘤、平滑肌肉瘤）可以表现与胰腺囊肿相似的声像图。腹膜后肿瘤可使胰腺及邻近血管位置偏移，应注意观察其毗邻关系，寻找来源器官，鉴别困难时应做超声引导下穿刺检查，并结合临床和其他影像学检查予以鉴别。

2.胰腺囊腺瘤与假性囊肿鉴别

胰腺囊腺瘤有恶变倾向，治疗上不宜做任何外引流或内引流，而胰腺假性囊肿待囊壁成熟时则应及时引流治疗，两者的鉴别十分重要。囊腺瘤起病隐匿，囊肿呈多房结构，囊壁可有乳头状突起，中心间质呈高回声星状痕。假性囊肿多有胰腺炎或外伤史，均呈较大单囊，因而，对于无明显胰腺炎和外伤病史的胰腺囊性病变，必须考虑囊性肿瘤的可能。必要时超声引导下细针穿刺抽取囊内液检测有助于鉴别。

3.胰腺囊腺瘤与囊腺癌鉴别

胰腺囊腺瘤与囊腺癌的临床与超声表现极为相似，声像图难以区分良、恶性。应用超声引导下穿刺或手术中吸取囊液进行实验室检查可对囊肿性质进行鉴别。

第六节 壶腹部癌

一、病理与临床表现

壶腹部癌来自十二指肠乳头或胆总管壶腹部,与胰头癌合称为壶腹周围癌。两者均可引起胆管梗阻,出现梗阻性黄疸。但壶腹癌出现黄疸早,患者较早就医,手术切除率和5年生存率均高于胰头癌。其大体形态呈硬结状、息肉状,可伴溃疡和浸润性肿块。病理组织类型以腺癌多见,其次是乳头状癌、黏液癌等。癌肿呈浸润性发展,易发生溃烂、坏死与脱落,较早阻塞胆总管和胰管引起黄疸。常见的转移方式有:直接蔓延至胰头,区域淋巴结转移和肝转移。

临床表现:多见于40岁以上男性,较早出现黄疸,呈进行性加重。持续性背部隐痛,顽固的脂肪性腹泻,因癌性溃疡常伴消化道出血,继之发生贫血。亦可出现低血糖或血糖过高。

二、超声影像学表现

(1)肿块位于胆总管末端,胰头右下方,圆形,直径多为1~3cm。突入十二指肠腔内者,胃肠减压饮水后可清楚显示腔内肿块。

(2)肿块实质性,边缘不规则,内部回声多数增高,或呈混合回声。在无液体邻界时可表现为低回声,有的病例由于乳头开口处溃疡坏死等改变,可在弱回声块中心出现高回声。

(3)胆总管和胰管均扩张,即"双管扩张"征。胆总管和胰管扩张程度和显示长度均大于胰头癌病例。

(4)胰头部无明显异常。

(5)CDFI显示肿块内斑点状彩色血流,PD测及高阻动脉频谱。

三、鉴别诊断

(一)胰头癌

在壶腹周围癌中,胰头癌与壶腹部癌共同表现为肝外胆管梗阻和胆总管下段实质性肿块。但两者的病变部位、病理形态和超声物理学特性方面的差异,决定了其回声特点的不同。

胰头癌发生在胰腺头、颈部,质地坚硬,切面致密,边界不清,呈不规则的蟹足状,可广泛浸润周围组织。当声波通过坚硬的肿瘤组织时,形成乱反射或散射现象,声能吸收明显衰减。因此,肿瘤内部呈现低水平回声,后方有衰减区,其边缘不规则,下腔静脉受压变窄,肠系膜上动、静脉被推挤移位,扩张的胆总管显示较短。

壶腹部癌位于十二指肠壶腹区,多呈息肉型或浸润溃疡型,呈膨胀性生长,间质组织反应轻,声衰减不明显。因此,超声检查多在十二指肠降部与胰头右缘之间测及,肿块较小,回声增高,而胰腺外形不引起改变,周围血管无压迫征象,扩张的胆总管显示长度大于8.0cm。

(二)胆总管下端结石

胆总管下端泥沙样结石及黏稠的胆泥堆积常呈中度回声,且声影浅淡颇似软组织肿块,如结石嵌顿于胆总管下端,局部组织水肿亦可引起胰管扩张而呈"双管扩张"征,易导致误诊。但该高回声团边缘光滑规整,仔细观察,可见浅淡声影,通过改变体位、局部加压探测发现其移动或变形的特征有助于鉴别。

(三)胆总管下段癌

胆总管下段癌多为单个,亦可多发以及弥漫浸润,超声显示扩张胆总管远端软组织肿块,呈低或中等回声,不伴声影,边缘不规则,与胆总管壁不易区分,胆总管壁增厚,硬化变形,无胰管扩张。

(四)胆总管或壶腹炎性狭窄

胆总管或壶腹部炎性狭窄,胆总管扩张程度较壶腹癌轻,管壁增厚,末端无肿块显示。

第七节 胰腺癌

一、病理与临床表现

胰腺癌是消化系统常见的恶性肿瘤,男性多见,40岁以上好发,病变在胰腺头颈部占半数以上,胰腺体尾部约占1/4,其余为弥漫性或全胰癌。组织学类型主要为导管细胞腺癌,占90%以上,系从导管的立方上皮细胞发生而来,其特点为长且致密的纤维性硬癌或硬纤维癌,肿瘤硬实,切面灰白色,浸润性强,无明显界限。少见黏液性囊腺癌和腺泡细胞癌。

胰腺癌转移途径有:①胰内扩张,早期即可穿破胰管壁弥漫浸润,沿胰管上皮呈乳头状增生、膨胀型生长。②胰周组织浸润,胰尾部癌较胰头癌更易发生胰外浸润,其中以胃肠道浸润发生率最高,是胰腺癌术后局部复发的重要原因之一。③淋巴转移,是早期最主要的转移途径。手术切除的胰腺癌,其淋巴结转移率高达75%~88%,直径<2.0cm的胰腺癌,39%已发生淋巴转移。④神经转移,癌细胞首先侵及胰内神经,进而沿神经束扩散至胰外神经丛,是胰腺癌特有的转移方式。⑤血行转移与腹膜种植。胰腺癌的浸润和转移可以引起胰管、胆管和胆囊扩张,周围大血管的侵犯和阻塞,肠系膜受累,淋巴结肿大以及肝转移等病理征象。

胰腺癌早期无明显症状,就诊时往往已属晚期,初发症状大多是上腹痛、黄疸和消化道症状,其后出现体重减轻,梗阻性黄疸的表现以及顽固性腰背疼痛等症状。

二、超声影像学表现

(一)直接征象

(1)胰腺形态异常:显示肿块相应部位局限性肿大、膨出,前后径>3.0cm;弥漫性胰腺癌患者胰腺可呈弥漫性肿大而形态失常;少数早期较小的胰腺癌仅可使胰腺轮廓线向前突出,胰腺形状可无明显改变;肿瘤较大时整个胰腺呈不规则性肿大。

(2)肿块形状与边缘:显示为不规整的分叶状或不规则形状的团块,边界清楚,向周围呈"蟹足"样或锯齿样浸润。直径在2.0cm以下的较小的胰腺癌多呈圆形或椭圆形,无包膜,轮廓边界清楚。弥漫性胰腺癌轮廓不规则,边缘不整。

(3)肿块的回声特点:大多数呈局部低回声,或仅有少许散在光点,部分呈粗大不规则性光斑、光团。组织学分类的少见型胰腺癌,如黏液腺癌等整个肿块呈致密高回声,其间混杂小液性暗区。

在胰腺癌合并胰腺炎或胰管结石时显示为强回声。

(4)肿块后方回声:多数有衰减现象,肿块后方边界显示不清或出现声影。黏液腺癌后方显示回声增高;小胰癌后方回声无衰减。

(二)间接征象

(1)胰管扩张:大多数胰头癌胰管受肿瘤压迫和侵犯呈不同程度的均匀性扩张,典型病例可显示自梗阻端至胰尾的全程像,管壁平滑或呈"串珠"状。某些病例可见胰管被肿块截断或堵塞。当肿块较大,尤其累及胰体部时,胰管受侵蚀及压迫,而不被显示。

(2)胆管扩张:胰头癌常以"围管浸润"的方式侵犯胆总管胰腺段,引起梗阻水平以上的胆管和胆囊扩张。临床和实验研究均证明胆系扩张先于黄疸出现,超声显示胆系扩张,可以发现黄疸前的早期胰腺癌。发生于钩突部或向胰颈部生长的胰头癌不累及胆总管者,胆管系统可不扩张。

(3)胰腺周围脏器、血管挤压征:晚期肿块较大时,周围脏器可受推挤移位。如胰头癌使十二指肠弯扩大,肝脏受挤压移位。邻近静脉受压变形,狭窄和闭塞,动脉则多见移位。

(4)CDFI显示血管走行异常,血流紊乱,瘤体内可测及短线状、斑点状彩色血流,为高阻动脉频谱,瘤体周围可见彩色绕行血流。下腔静脉轻度受压时管腔变窄,出现湍流信号。门静脉和肠系膜上静脉受累是更晚的表现,可见血管移位变窄、闭塞、远端瘀胀和出现侧支循环,脾肿大等。有时受累的静脉腔内可出现低回声栓子。如血管受侵犯管腔完全闭塞时,表现为肿块区域周围结构欠清晰,而邻近血管不显示。应用CDE可以更清楚地显示肿瘤与周围血管的关系。

(5)超声造影:造影剂增强模式为肿块周边增强,内部有不规则无增强区,造影开始增强时间晚于胰腺实质,而开始减退时间早于胰腺实质,呈晚进快出特点。

(6)转移征象:胰腺癌淋巴结转移发生较早,常于腹膜后,胰腺后方,腹主动脉和下腔静脉的周围以及肝门,脾门附近显示圆形或卵圆形的多发结节,直径多在1~2cm,呈弱或中等回声。胰腺癌血行播散常见的是肝脏转移,为肝内多发的高回声结节或靶环样结节。

三、鉴别诊断

(一)局限性胰腺炎

慢性局限性胰腺炎声像图表现与胰腺癌十分相似。但与胰腺癌在肿块结构和胰管扩张等方面具有差别。炎症肿块边界模糊不清,肿块内可见胰管结构,或出现"胰管穿入"征,胰管呈不规则扩张或节段性扩张,不一定延及胰尾。而胰腺癌肿块边界较清楚,胰管被肿块截断,扩张的胰管可一直延及胰尾。并应结合临床分析,凡有下列情况者,应考虑局限性慢性胰腺炎:①年龄较轻;②腹痛病史较长,但体重无明显下降;③胰腺肿块伴有胰管扩张而无胆总管扩张;④临床不出现黄疸;⑤有急性胰腺炎、胆系感染、饮酒或外伤史。这些情况可在保守治疗的同时短期随访,观察肿块大小变化,或在超声引导下细针穿刺活检。

(二)淋巴瘤

淋巴瘤多发于脾脏、腹主动脉周围,亦可侵犯胰腺。超声表现为胰腺弥漫性增大,无高回声边缘,胰管不显示,胰腺弥漫弱回声,与周围脂肪高回声边界分明,CDFI可显示点状血流信号。腹膜后淋巴瘤呈弱回声或接近无回声的圆形结节,或可融合成分叶状大肿块。淋巴瘤患者胆管、胰管均无扩张,淋巴瘤可使肠系膜上动、静脉向前移位,而胰腺癌则使之向后移位。胰头钩突部肿瘤亦可使肠系膜上静脉向前移位,但淋巴瘤可在全身其他部位见多发病灶,且常伴脾大,这些均有助于鉴别。

(三) 胰腺周围肿块

胃癌可直接浸润胰腺或经淋巴管扩散至胰腺周围淋巴结,胆管、胰管亦可扩张,超声鉴别诊断困难,须结合病史及胃部其他检查结果诊断。

肝癌胃底淋巴结转移时亦可见胰头部圆形低回声结节,但边界清晰,可在肝脏发现原发灶。

双侧肾上腺均位于腹膜后并邻近胰腺,胰尾部大的肿瘤须与左肾上腺肿瘤鉴别,胰头癌则应与右侧肾上腺肿瘤鉴别。胰腺肿瘤可使下腔静脉向后移位,而肾上腺肿瘤则使下腔静脉向前移位,这是其重要的区别点。

四、胰腺癌的早期诊断

近年来,胰腺癌的发病率呈上升趋势,早期诊断困难。目前手术切除率为15%～20%,切除后5年生存率为10%左右。而胰腺癌直径<3cm者,手术切除率可达88%～90%,早期胰腺癌手术后5年生存率可达41%～50%。胰腺癌的早期诊断可从以下几方面入手。

(一) 发现高危人群

国内对胰腺癌患者首发症状调查认为胰腺癌的高危人群:40岁以上,无诱因上腹痛,饱胀不适,食欲减退,乏力、消瘦、腹泻、腰背痛和黄疸;慢性胰腺炎患者;突发性糖尿病患者,尤其是不典型糖尿病,缺乏糖尿病家族史,无肥胖,很快形成胰岛素抵抗者;以及远端胃大部切除,特别是术后20年以上者。

(二) 肿瘤相关抗原和癌基因测定

肿瘤相关抗原和癌基因测定系利用单克隆抗体技术发现肿瘤细胞分泌或表达的异常抗原。目前,用于诊断胰腺癌的肿瘤标记物有10余种,如癌胚抗原(CEA),胰癌胚抗原(POA)、CA19-9、CA50等,其中以CA19-9的诊断价值较高,阳性率可达79.8%。文献报道联合检测CA19-9与其他多种肿瘤标记物,可提高早期诊断的敏感性和特异性。

近年应用PCR直接测序技术检测ERCP获取的胰液或细针穿刺取材,检测有无基因突变。K-ras基因突变是肿瘤的早期表现,在胰腺癌中的突变率最高,可>90%,对胰腺癌的诊断较涂片细胞学检查的阳性率高,可作为早期诊断和鉴别诊断的可靠分子生物学指标。

(三) 影像学检查筛选

胰腺癌的影像学检查有超声,CT、ERCP、MRI、MRCP等,多组非联合性影像学检查比较研究认为,超声内镜和ERCP最佳,尤其对于<3cm小胰腺癌的诊断,超声内镜较其他影像学检查更具优点,对病灶的显示率可达100%。

第三章 泌尿系统疾病的超声诊断

第一节 肾脏疾病

一、肾脏超声解剖概要

(一)肾脏位置、形态与大小

肾脏为成对的实质性器官,位于腹膜后上部,脊柱两旁,相当于在第11胸椎与第3腰椎之间。右肾因受肝脏推移,较左肾低约1cm。肾上极距脊柱较近,下极距离较远,其轴向近似"八"字形。正常成年人男性肾长10～12cm,宽5～6cm,厚4～5cm,女性各径线较男性小0.5～1cm。

每侧肾脏可分为5个肾段,即尖段、上段、中段、下段和后段。肾外形似蚕豆状,外侧缘为凸面,内侧缘为凹面。凹面中部切迹为肾门。从肾门深入肾内,由肾实质所围成的腔隙为肾窦,由肾动脉、肾静脉、神经、淋巴管、肾小盏、肾大盏、肾盂等组成。出入肾门的管状结构组成肾蒂。肾蒂从前向后依次为肾静脉、肾动脉和输尿管。

(二)肾脏的内部结构

肾纵断面外层为肾实质,厚约2cm,分皮质和髓质两部分。皮质厚0.5～0.8cm。肾皮质伸入髓质之间的为肾柱。肾髓质由10～12个圆锥体组成。肾锥体的底部连接皮质,尖段呈乳头状凸向肾窦,称为肾乳头。每个肾乳头有许多乳头管开口于肾小盏。

肾盏、肾盂为尿液的引流系统。肾盏又分大盏与小盏。每个小盏收集1个或1个以上肾乳头排出的尿液,再将8～12个肾小盏向下汇集到2～3个肾大盏,最后集合成肾盂。正常成人肾盂容量为5～10mL。肾盂的形态大致分为3种类型。一般多见肾盂呈喇叭状,即肾盂大部分位于肾门内,也称肾内型肾盂;少数可呈分支状,即肾盂几乎被2个长形肾大盏所代替,也属肾内型肾盂的范畴;肾盂大部分或全部位于肾门外者,肾盂呈壶腹形,又称肾外型肾盂,此种类型的肾大盏甚短或肾盂直接与肾小盏连接,对此,在膀胱高度充盈时超声显像检查,可被错诊为肾盂少量积水。

(三)肾脏的血液供给

1.肾动脉

在肠系膜上动脉分支下方腹主动脉的两侧分出右肾动脉和左肾动脉。其中右肾动脉行经下腔静脉、胰头部和肾静脉之后,并在肾静脉水平进入右肾门;左肾动脉行经左肾静脉、胰体尾部后方进入左肾门。肾动脉位于肾盂的前上方,进入肾门附近后分为前后2个主支,进而又常分为5个分支。前支较粗,又可分出3～4个小分支,分别供给肾上段、中段和下段的血液。后支较细,主要供给肾后段的血液。肾尖段的血供,多来自前支的分支,但也可见由后支发出的分支供给。

2.肾静脉

自肾窦内向外走行,在肾门附近汇合而成。右肾静脉较短向左行经肾动脉前方,汇于下腔静脉。左肾静脉则向右行经肾动脉和腹主动脉前方、肠系膜上动脉后方汇于下腔静脉。

(四)肾脏包膜

肾表面自内向外有肾被膜包绕。肾实质表面包有肌织膜,由平滑肌与结缔组织构成,不易与肾实质剥离。肌织膜外包有一层纤维膜为肾固有膜,也称肾包膜或肾真包膜。由致密纤维结缔组织和弹性纤维构成,易与肌织膜剥离。肾外伤后的肾包膜下血肿,即见于肾包膜下。

肾脏包膜之外还包有自腹膜外组织移行而来的肾筋膜,覆盖于肾和肾上腺的周围,以结缔组织小梁穿过脂肪囊与肾包膜连接,与脂肪囊共同起着固定和保护肾脏的作用。

(五)肾脏与毗邻脏器的关系

1.右肾毗邻脏器

右肾上方偏前内侧为肾上腺,中上部前方为肝脏,前下部与结肠肝曲相邻,内侧下缘邻近十二指肠降部。右肾腹侧与肝和其他脏器相邻的部分,除上端之外其间均由腹膜分隔。

2.左肾毗邻脏器

左肾上方前内侧由左肾上腺遮盖。前上方为胃底,中上方与胰尾和脾血管相邻,中下方与结肠脾曲相依。脾脏位于左肾前外侧。左肾位于网膜囊后壁腹膜的后面,腹侧前方的脏器由腹膜分隔。

两侧肾的背侧上方与膈相贴,下方自内向外依次与腰大肌、腰方肌、腹横肌邻接。两侧肾的背侧,仅有肾上极的小部分被肋膈隐窝和肺下段遮盖,大部分为背部肌肉和肾周筋膜覆盖。

二、肾脏超声检查方法

(一)仪器

应用凸阵式超声显像仪检查肾脏为最佳。此仪器既可较好地避免肋骨的遮挡,又可减少肺下界遮盖肾上极的影响,从而较清晰地显示肾脏的轮廓;对于肺气肿患者,采用扇形相控阵探头可最大限度地减少肺内气体的干扰;受仪器条件限制时,也可用线阵式探头做肾脏超声检查。检查成年人肾脏的探头频率多为 3.5MHz。

检查小儿与婴幼儿时,采用 5~7MHz 的探头频率。对体形瘦弱的成年人也可用 5MHz 频率的探头。

(二)检查前准备

肾脏超声检查时,一般不需要做特殊准备。根据需要或同时检查输尿管和膀胱时,嘱受检者空腹,检查前 1.5~2h 饮适量温开水,待膀胱充盈后检查。

(三)检查体位

1.仰卧位

仰卧位充分显露上腹部和侧腰部,可做肾的冠状断面,也可行肾长轴与短轴断面检查。在该体位时,还可在右侧和左侧上腹部做横向与纵向断面检查,分别显示双侧肾动脉与肾静脉出入肾门和出入腹主动脉和下腔静脉的长轴与短轴断面。

2.俯卧位

受检者俯卧于检查床上,面部侧向一边,腹部置厚 10cm 左右的棉垫,以便行自然加压。此体位适宜经背部行肾长轴与短轴断面检查。有时可受肋骨或肺下缘遮盖的影响,而不能够充分显示肾上极。对此,经侧面行冠状断面或斜向断面检查,能给予弥补。

3.侧卧位

左侧或右侧卧位,可行肾冠状断面、纵断面及斜向断面检查。该体位既可经背部检查,又可经前腹部和侧腰部检查,便于充分显示肾上极与肾下极,同时也有利于观察肾门、肾脏与毗邻脏器与病变的关系等。

4.坐位或立位

坐位或立位充分显露肾区,可经背部或侧腰部检查肾脏。采取仰卧位或俯卧位结合坐位或立位检查,适合观察肾脏或病变的上下动度情况。

(四)检查方法

1.肾冠状断面检查

取仰卧或左、右侧卧位,探头置于侧腰部第8~11肋间行肾冠状断面。做此断面检查时,探头上缘指向偏后侧,下缘指向偏腹侧,分别以肝和脾脏作为透声窗。检查过程中嘱深呼吸,使肾脏上下移动,可减少肋骨遮挡的影响,从而较完整地显示肾冠状断面的轮廓线、肾实质及肾窦,并使其内侧显示肾门部。

2.肾纵断面检查

取俯卧位或侧卧位,探头置于背部脊肋角下方,显示肾脏后,调整探头方向,使探头上下缘的方向与肾长轴保持平行,由内向外扫查,可获得肾的一系列纵断面图像。经背部检查时,肾上极受肺和肋骨的遮盖,难以较完整地显示肾长轴轮廓。

3.肾横断面检查

取俯卧位,经背部显示肾长轴断面后,将探头沿肾长轴逆时钟转动90°,自肾上极经肾门向下极检查,可显示一系列肾横断面图像;取仰卧位,在行左侧与右侧肾冠状断面时,将探头检查方向逆时钟转动90°,同样可获得肾脏的横断面图。采取上述检查方法,得到的图像清晰,内部结构层次较为分明。

4.肾斜向断面检查

取仰卧位或左侧卧位,在肋缘下行向外后斜向断面加压检查,可分别寻找显示左、右肾静脉与肾动脉出入肾门的声像图。对伴有脾大者,在左肋缘下斜向断面检查,可通过肿大的脾显示左肾与左肾门的结构。行右侧和左侧上腹部横断面检查,声速方向略向上加压检查,能分别显示双侧肾静脉与肾动脉出入肾门的图像,同时还可观察到肾静脉与肾动脉出入下腔静脉和腹主动脉的声像图。

(五)肾脏标准测量方法

1.肾长径

肾冠状断面图上,显示清晰的肾轮廓后,自肾上极的上缘测至肾下极的下缘。经背部检查,在肾长轴声像图上,亦可测得肾长径,但所测结果有时不甚精确。

2.肾宽径

经肾门处的肾冠状断面图上,自肾门上缘肾轮廓线之外侧缘测至肾外侧的外缘。测量时应注意与肾长径相垂直。还可在经背部途径,在测得肾长径的基础上,探头逆时钟转动90°,在肾横断面网上测得肾宽径。

3.肾厚径

经背部途径的肾横断面上,在肾门上缘之肾轮廓线的前缘侧至肾轮廓线的后缘。

4.肾窦宽径

肾冠状断面图上,自集合系统回声的外侧缘测至内侧缘。

5.肾窦厚径

经背部或经侧腰部途径的肾横断面图上,自集合系统回声的前缘测至后缘。也可在此断面图上,自肾窦回声的外侧缘测至内侧缘,测得其宽径。

(六)检查注意事项

(1)经腹部检查肾脏应采取加压检查法,以便推移胃与肠道内气体形成的干扰,获得较为清晰的声像图。

(2)检测肾脏各径线时,应嘱受检者平静呼吸,使图像较为稳定后,冻结图像,进行测量。若深吸气后屏气测量,由于腹压增大,肾脏各径线可随之出现变化。

(3)做肾长轴断面的同时,还应变换不同角度,如结合肾冠状断面扫查等,以免漏诊被肺遮盖的肾上极病变。

(4)在肾脏检查时,除应注意自上而下、自下而上,做仔细的横断面扫查,还应注意自内向外、自外向内的纵断面扫查,并注意观察有无肾包膜下的病变。

(5)膀胱高度充盈后,会增加正常肾盂的宽度,因此,对诊断与排除有无轻度肾积水时,应在排尿后进行。

(七)肾脏超声检查适应证

(1)无痛性镜下或肉眼血尿。

(2)腰腹部疼痛。

(3)左上腹部或右上腹部肿块。

(4)肾内囊性与实性占位病变的诊断与鉴别诊断。

(5)肾及输尿管结石。

(6)X线静脉上尿路造影投影不佳及不显影者。

(7)肾积水及其病因诊断与鉴别诊断。

(8)急性与慢性肾实质损害和肾功能不全。

(9)肾先天性发育反常,如肾阙如、肾发育不全、重复肾、融合肾和异位肾等。

(10)肾下垂与游走肾。

(11)肾创伤的诊断。

(12)肾周围炎和肾周围脓肿。

(13)移植肾排异反应及并发症的诊断。

(14)感染性肾脏疾病,如急性肾盂肾炎、肾脓肿、脓肾和肾结核等。

三、肾脏正常声像图

(一)正常声像图表现

1.肾脏形态与包膜

(1)肾脏形态:不同体位与不同角度做肾脏超声检查,显示的正常肾形态各不相同。如:①肾纵断面图上,肾轮廓呈椭圆形;②肾中上极和肾中下极横断面图上,肾呈卵圆形;③肾门部横断面图上,肾近似马蹄形;④肾冠状断面图上,类似蚕豆形。

(2)肾包膜:在不同的肾断面图上,均可见肾轮廓清晰完整。包绕在肾皮质外面的细带状强回声为肾包膜,表面光滑,连续性好。

(3)肾周筋膜:围绕肾包膜外的一层软组织,回声较低,为肾周围脂肪(脂肪囊)和肾筋膜。嘱受检者深呼吸时,可见肾周围脂肪随肾脏一起上下移动。

2.肾实质回声

(1)肾皮质:包绕在肾窦外围的肾皮质和肾髓质为肾实质回声。肾皮质回声强度略低于肝、脾的内部回声,呈均匀分布的点状低回声。

(2)肾髓质:又称肾锥体,围绕肾窦呈放射状排列。尤其在肾冠状断面图上,可显示出更为清晰的肾髓质,呈弱回声。

(3)肾柱:为肾皮质伸展到各髓质之间的柱状体,其回声强度与肾皮质相同。每个肾柱的宽度和形态,因人而异,可有所差别。肾柱肥大者,应注意与肾肿瘤相鉴别。

3.肾窦回声

位于肾中心部边缘不规则的高回声为肾窦。肾窦回声是由肾盂、肾盏、肾内血管及脂肪组织等综合构成,也称为肾集合系统回声。由于肾小盏和肾内血管向肾窦边缘伸展,或肾柱与肾乳头的深入,因而肾窦边缘不规则。肾横断面图上,可见肾窦回声伸入肾门部,并在此有肾盂和肾血管等管道出入。

正常情况下,可于肾窦内显示内径 0.5cm 左右的无回声区。但在膀胱高度充盈后检查时,可显示肾窦分离近似轻度扩张,但其内径多<1.5cm。排尿后检查时,肾窦内无回声区可恢复到正常范围。

4.肾血管回声

(1)肾动脉:①右肾动脉。上腹部横断面显示右肾动脉呈细管状结构,位于右肾静脉后方。可从腹主动脉分出的右肾动脉根部,追踪至右肾门。②左肾动脉。横断面采取加压检查,可见起自腹主动脉左侧的左肾动脉位于左肾静脉后方,向左行经胰尾部之后到达肾门。

正常肾动脉内径为 0.4~0.6cm,管径粗细较均匀,并有搏动。检测肾动脉的血流动力学参数,包括最大血流速、舒张末期流速、阻力与搏动指数等,对于诊断与鉴别肾脏疾病有较大意义。

(2)肾静脉:①右肾静脉。右上腹横断面,可见右肾静脉呈条形无回声区,内径为 0.8~1.1cm。自肾门汇出的右肾静脉,向内侧移行于右肾动脉与胰头部之间,最后汇入下腔静脉的右侧。②左肾静脉。左上腹横断面,可于胰尾与肾动脉之间显示左肾静脉,并可向内侧追踪显示至腹主动脉前方即将汇入下腔静脉左侧的左肾静脉段。左肾静脉较右肾静脉略粗,近腹主动脉左侧段内径可达1.0~1.2cm。

纵断面图上肾静脉上下径较前后径略宽,呈椭圆形无回声区。肾静脉呈连续性的血流频谱,并随深呼吸有一定的变化。

(3)肾内血管:①肾门是肾动脉分支和肾静脉汇聚的位置,血管分级和管径变化复杂,加之肾内管径细小,因此难以测量其内径。但显示肾门部血管,对于肾门部肿瘤的确定和肿瘤的定位有较大帮助。②肾内血管较为纤细,二维超声较难显示。应用 CDFI 可清楚显示肾内的段动脉、叶间动脉、弓形动脉的走行与分布情况。肾内动脉为单向性舒张末期正向血流频谱。检测上述细小动脉的血流动力学改变,对于评价肾脏功能的状况有重要的临床意义。

(二)正常肾脏超声测值

1.正常肾脏大小测值

正常成年人肾脏的大小因人而异,可有较大的出入。肾脏的大小除与性别有关外,同时还与身高、体表面积、年龄等因素有较大的关系。此外,左肾与右肾的各项超声测值,也可有一定的差别。我们对 352 例年龄 18~65 岁的正常人进行了肾脏超声显像检查,其中男 197 例,女 155 例,超声显像检测结果如下。

男性右肾:肾长径(10.66±1.17)cm,宽径(5.46±o.94)cm,厚径(4.63±1.01)cm。
　　左肾:肾长径(10.88±1.24)cm,宽径(5.51±0.97)cm,厚径(4.68±1.03)cm。
女性右肾:肾长径(10.27±1.21)cm,宽径(5.13±0.96)cm,厚径(4.26±096)cm。
　　左肾:肾长径(10.34±1.32)cm,宽径(5.26±1.08)cm,厚径(4.32±0.94)cm。

以上测值与多数文献报道比较一致,可在肾脏超声显像中作为参考指标。通常在超声显像诊断中,检测的肾脏长径、宽径和厚径仅有轻微变化时,对诊断并非有决定性意义,还需结合观察肾脏其他的声像图改变,进行综合判断。

2.正常肾实质厚度测值

男性右肾:肾实质厚度(1.58±0.21)cm;男性左肾:肾实质厚度(1.61±0.18)cm。
女性右肾:肾实质厚度(1.37±0.19)cm;女性左肾:肾实质厚度(1.39±0.20)cm。

在临床上,检测与动态观察肾实质的厚度改变,并结合肾脏的其他声像图和肾小动脉的血流动力学改变,对于诊断急性与慢性肾功能不全的演变过程、判断预后等,具有较为重要的意义。

四、肾脏先天性异常

在泌尿系统先天性异常中,肾脏先天性异常的种类较多。其中有肾的数目、大小、位置、形态、结构、轴向、肾盂及血管等异常。临床上较为常见的肾先天性异常有以下几种。

(一)肾发育不全

1.病理与临床概要

临床所见肾发育不全主要为单侧肾。由于胚胎期血液供应障碍或其他原因,使肾组织未能充分发育,而形成一较小的原始幼稚型肾脏。肾发育不全的肾表面可见胚胎性分叶、肾单位减少、肾盏短粗、肾盂窄小,同侧输尿管亦发育不良。患侧肾功能差,排尿量极少。健侧肾代偿性增大。肾发育不全者常伴有泌尿生殖系统的其他先天性异常,如输尿管异位开口、异位肾、肾血管和输尿管畸形等。单侧肾发育不全主要临床表现有侧腰部疼痛;高血压,但降压药物治疗效果不明显等。

2.超声表现

(1)患侧肾区或较低位置显示一较小肾脏,多为正常肾脏的1/2。皮质较薄,髓质多显示不清,但仍可见有一定比例的肾窦回声。

(2)对侧肾脏代偿性增大,肾实质增厚,肾窦回声增宽,但其形态和内部回声的比值与正常肾相仿。

(3)彩色多普勒显示患侧肾内血流信号减少,流速减慢,阻力指数正常或略增大。健侧肾内血流频谱正常。

3.诊断与鉴别诊断

超声显示患侧肾轮廓较正常侧肾小,对侧肾代偿性增大,若能排除后天性因素导致的肾萎缩,即可确诊为肾发育不全。发育不全肾脏的大小,取决于胚胎时期生肾组织的发育情况和患肾并发症的多寡与程度。通常多见患肾长径5~7cm,宽3~4cm,厚2~3cm。由于患侧肾可甚小或有异位,对超声检查肾区未见肾脏回声者,可在膀胱高度充盈后,沿双侧输尿管仔细寻找,以免漏掉异位的小肾脏,而误诊为肾阙如。

肾发育不全主要应与后天性肾萎缩鉴别。前者肾回声结构清晰,肾实质与肾窦界限分明,而后者肾包膜回声较强,且粗糙不平,肾皮质回声增强,肾窦回声与肾实质分界欠清晰,肾内血流信号明显减少乃至显示不清。

4.临床意义

双侧肾发育不全会导致肾功能不全乃至肾衰竭,患者多在婴幼儿期死亡,故临床主要见于单侧肾发育不全。本病的临床表现与体征缺乏特征性,依据X线检查难以区分先天性肾发育不全或后天性肾萎缩。在超声显示患侧肾区的小肾脏时,结合临床病史和其他声像图特征,对肾发育不全的诊断与鉴别诊断有重要价值。然而,对肾区和其他部位未能显示小肾脏回声者,还需结合其他影像学检查结果综合分析,而不能盲目提示肾阙如的诊断。

(二)重复肾

1.病理与临床概要

重复肾多数融为一体,表面有一浅沟,但肾盂、输尿管及肾血管明显分开。一般上极肾较小,功能较差,引流不畅,较易并发积水及结石等。在重复输尿管中,多见于上极肾的输尿管为异位开口。男性异位开口可见于后尿道、输精管和前列腺等处。因异位开口于尿道外括约肌之内,故无漏尿现象。女性异位开口可见于尿道、阴道、外阴前庭等处。当开口位于膀胱颈之下时,即伴有尿失禁。由于异位的输尿管开口多有狭窄,故多伴有输尿管扩张积水和上极肾盂积水。

女性患儿最早出现的症状为尿失禁。其特点为,有正常排尿的同时,伴少量尿失禁,易于早期诊断。无尿失禁的患者,早期可无明显临床症状。若继发反复尿路感染,可出现镜下血尿或肉眼血尿、腰痛和发热等。

2.超声表现

(1)肾外形改变:纵断面与冠状断面图上,可见肾长径大于正常。中上极肾表面出现一条浅的切迹。上极肾因发育较差,超声测值较小,下极肾测值多为正常。

(2)肾窦回声改变:纵断面显示肾窦分为上、下两组,尤以上极肾窦轮廓明显小于正常。形态欠规则,多可见轻度分离扩张。如果有积水,呈现类圆形无回声区,酷似肾囊肿。同时伴有该输尿管全程轻度扩张积水。下极肾窦相对较大,而类似于正常肾窦结构。上、下两组肾窦互不相连接。

(3)肾门部异常:肾门部冠状断面图上,变换不同的超声扫查角度,可见上极肾与下极肾的管状结构分别出入肾门,尤其在合并上极肾盂和输尿管扩张积水时,声像图更为清楚。

3.诊断与鉴别诊断

超声诊断重复肾的主要依据是:肾长径增大,其内显示上、下两组分开的肾窦回声,上极肾发育较小,并常伴有轻度肾积水。若显示上、下两个肾门,并均有管道出入,即可做出诊断。如果患者同时有滴淋性尿失禁、血尿、反复尿路感染等体征,诊断更为确切。超声诊断时,需与以下疾病鉴别。

(1)双肾盂畸形(分叉肾盂):为上、下两组肾大盏在肾门外汇合成两个肾盂,然后汇集于1个输尿管,也类似重复肾有2个肾盂,但无重复输尿管。声像图所见也为上、下两组不连续的肾窦回声,但是两组肾窦轮廓大小相仿,肾门部扫查可见两组肾窦汇入1个输尿管,且无输尿管扩张和肾积水的征象。

(2)肾囊肿:有时重复输尿管互相交叉,使绕向后方的输尿管近端受压,致上组肾盂积水,呈现无回声区,需与肾囊肿鉴别。重复肾、合并肾积水时,无回声区边缘不光滑,形态欠规则,横切面显示与输尿管相连接,呈漏斗状。而肾囊肿为孤立的无回声区,呈圆形或椭圆形,且囊壁光滑。两者有较明显区别。

4.临床意义

以往认为,X线静脉尿路造影是诊断重复肾的最佳方法。然而多数重复肾伴有发育不全或肾功能损害,常因显影不满意或不显影而影响诊断准确率。超声显像能够弥补X线静脉尿路造影的不足。重复肾与重复输尿管具有较为明显的声像图特征,当超声显示两组分开的肾窦回声,明确其与输尿管的关系后,便可得出较为准确的诊断结果。

(三)融合肾

1.病理与临床概要

在胚胎早期,两侧肾胚基在两脐动脉之间融合在一起。两肾在一侧融合者,称同侧融合肾或横过性融合肾。两肾在中线附近融合者,为对侧融合肾。对侧融合肾中,两肾下极或上极融合者,形成蹄铁形肾,也称为马蹄肾。一侧肾上极与对侧肾下极融合者称"S"形肾,也称乙状肾。左右肾融合成一团者,称团块肾。90%以上为两肾下极融合,融合部分称为峡部,由肾实质或结缔组织构成,位于腹主动脉和下腔静脉前方,腹主动脉分叉之上,融合肾常合并其他畸形,如多囊肾、肾上腺阙如等。融合肾主要临床表现为腰腹部或脐周围胀痛,可并发肾积水与肾结石,也有于中下腹部和侧腹部触及肿块者。

2.超声表现

(1)蹄铁形肾(马蹄肾):显示双侧肾的位置较低,肾长径较小,肾下极或上极靠向脊柱,而另一极离脊柱相对较远。腹主动脉与下腔静脉前方可见连接融合的肾实质回声,其内部回声强度与肾实质回声相同或相似。肾窦回声与肾的轴向一致。

(2)"S"形肾:两侧肾位置高低相差悬殊,通常一侧肾高度正常,另一侧位于盆腔。两侧肾连接融合部位的声像图与蹄铁形肾相同。

(3)同侧融合肾:仅在一侧腹部探及轮廓较大、上下径较长的肾脏,其内部可见2个互相独立的肾窦回声。融合肾常并发肾积水、结石、囊肿等,呈相应的声像图表现。

3.诊断与鉴别诊断

不同类型的融合肾均具有其独特的声像图表现:①同侧型融合肾为双肾在同侧上极与下极连接融合;②蹄铁形肾为双肾下极连接融合;③"S"形融合肾为一侧肾下极与另一侧肾上极连接融合;④两侧肾上极和肾下极均连接融合者被称为圆盘肾。融合肾尚存在共同的声像图特征:其一,有各自的两组肾窦回声;其二,有各自的两个肾门和两个输尿管。超声诊断时需与以下疾病鉴别。

(1)重复肾:重复肾与同侧融合肾均具有两组肾窦。但前者上极肾窦发育较差,对侧有肾脏,而后者两组肾窦轮廓相仿,且对侧无肾脏。

(2)腹膜后非均质性肿瘤:有时非均质性肿瘤与融合肾的超声表现有相同之处。肿瘤随呼吸无明显上下动度,其大小可有差别,内部回声强弱不均,与融合肾两组清晰的肾窦结构也有明显不同。

(3)胃肠道肿瘤:声像图表现为"假肾征",可与融合肾相互混淆。经侧腰部或背部检查显示两肾内结构正常,应考虑胃肠道肿瘤的可能。胃肠道肿瘤的胃壁或肠壁呈不规则增厚,实时观察可见其内有气体或食物残渣回声,随胃肠道蠕动而闪烁和移动,一般不难鉴别。

4.临床意义

虽然超声显像对肾形态复杂畸形的诊断与静脉尿路造影相比缺乏直观性,尤其是在肾功能未受损害的情况下,对肾盂、肾盏、输尿管全段的显示和某些复杂畸形的诊断,均不及静脉尿路造影。但是,超声显像方法简便易行,无创伤性,患者易于接受,而且根据融合肾的声像图表现与特征,可对大多数融合肾做出较确切的诊断。若超声显像与其他影像学检查相互印证,互为补充,则具有更为重要的诊断价值。

(四)异位肾

1.病理与临床概要

胚胎时期肾血管或输尿管发育障碍,阻碍了肾脏上升,或反常的肾血管将肾脏牵引至不正常的位置,而形成异位肾。异位肾多位于骶髂部或盆腔内,少数见于对侧。异位肾多伴有发育不良。本病多无明显临床症状。并发感染、结石和肾积水时,可有疼痛、血尿、脓尿,可于下腹部或其他部位触及肿块。

2.超声表现

(1)肾区无肾脏回声。可在髂腰部、盆腔或者其他部位显示肾脏回声。

(2)异位肾体积多较小。但肾的外形正常或呈椭圆形,包膜不光滑,可有肾分叶现象。

(3)肾皮质回声相对略高,肾窦回声比例可相对较小。

(4)异位肾并发肾积水或结石者,肾内可见相应的声像图表现。

(5)异位肾发育不良时,对侧肾呈代偿性增大。

3.诊断与鉴别诊断

肾区无肾脏回声,在腹盆部或其他部位显示肾脏回声,且不能还纳到正常位置,便可诊断为异位肾。超声诊断异位肾时,应注意与肾脏其他畸形或类似于异位肾的其他脏器肿块,如游走肾、肾下垂、肾发育不全、孤立肾等进行鉴别。

4.临床意义

异位肾绝大多数位于盆腔或腹腔,因此,临床上容易误认为结肠肿瘤、肠系膜肿瘤等。超声显像对异位肾的诊断与鉴别诊断方法简便易行,诊断结果准确可靠,可作为首选的检查方法。对临床少见的胸内肾或发育甚小的移位肾,超声不易显示。但对肾功能受损的异位肾,静脉尿路造影不显影而难以明确诊断者,超声显像诊断具有独特的优势。

(五)分叶肾

1.病理与临床概要

胎儿与新生儿的肾脏表面多呈分叶状。随着机体的发育,肾组织随同增长,肾叶间的一个或多个凹陷逐渐平整起来,约在5岁时,大多数肾叶消失。若在此过程中,肾脏发育不够成熟,肾叶将会一直存留下来,被称为分叶肾,也有称其为肾叶畸形者。当肾叶过分突向外周时,肾表面局部隆起,类似假性肿瘤结节。肾叶畸形为肾叶排列异常,无临床症状,多是在健康体检时被发现。

2.超声表现

肾叶向肾表面隆起时,声像图所见肾表面不光滑,可见有1个或多个隆起,并可显示明显的肾叶切迹。此时的肾实质回声均匀。肾窦回声正常或可见肾窦向隆起部位的肾实质区轻度延伸。CDFI显示肾内各分支血管走行正常。横断面检查肾叶切迹变浅或消失。肾实质回声均匀。

3.诊断与鉴别诊断

声像网显示肾表面不光滑,可见单个或多个切迹,隆起部位可有肾窦组织轻度延伸,而肾实质回声均匀,为典型分叶肾的声像图特征。若CDFI显示肾内血管走行可延伸至隆起部位深包膜的下方,且无血管绕行征象,诊断更为确切。对于声像图表现不典型、难以确定诊断者,可随访复查或建议行其他影像学检查。

对于有偶发镜下或肉眼血尿者,若缺乏对分叶肾声像图表现的认识,会被误诊为肾实质的小肿瘤。但肿瘤显示为与肾实质有分界的球形回声,有膨胀感,肾实质被挤压,呈占位特征,而肾叶畸形与其不同。横断面时,肾叶切迹变浅或消失,肾实质回声均匀,据此可对诊断与鉴别诊断提供较大帮助。

4.临床意义

鉴于超声显像可清楚显示肾脏的表面轮廓和肾内结构,因此,对分叶肾有很高的鉴别能力。尤其是对CT或其他检查显示为肾表面局部隆起,或拟诊为肾内占位性病变者,二维超声结合CDFI观察肾内血管的走行情况,能对其进行较准确的诊断与鉴别。

五、肾肿瘤

肾肿瘤分为肾实质肿瘤和肾盂肿瘤两大类。肾实质恶性肿瘤为成年人最常见肾细胞癌。其他较为少见的有纤维肉瘤、平滑肌肉瘤、脂肪肉瘤、横纹肌肉瘤和恶性淋巴瘤等。小儿最常见者为肾胚胎瘤。肾实质良性肿瘤常见为肾血管平滑肌脂肪瘤(错构瘤),肾纤维瘤、脂肪瘤和腺瘤等少见。肾盂肿瘤主要见于移行上皮细胞癌,较为少见的有鳞状上皮细胞癌等。良性肿瘤多为移行上皮细胞乳头状瘤,临床较少见。

(一)肾细胞癌

1.病理与临床概要

肾细胞癌简称肾癌,约占肾恶性肿瘤的80%,多见于40岁以上的中老年人。肾癌又分为肾透明细胞癌、颗粒细胞癌和未分化型细胞癌等。本病多见于单侧肾,也可见于双侧肾。多数癌瘤与正常肾组织有较明显的分界,表面呈结节状,可有假包膜。肿瘤可侵及肾静脉并形成癌栓,也可浸润肾盂、肾盏或穿破肾包膜侵及肾周围组织。肿瘤切面上,多呈黄色,分叶状,较大的肿瘤内部可有出血、坏死和钙化,有时可呈多囊性。据统计,肾癌多经血行转移至肺、骨骼、肝脏或肾上腺等,也可向周围或远处淋巴结转移。

早期肾癌多无明显临床表现与体征。血尿是肾癌的主要临床表现。通常多为无痛性肉眼或镜下血尿。若同时有血尿、腹部肿块和疼痛"肾癌三联征",表明病情已进入晚期。此外,还可伴有乏力、发热、贫血、高血压、血沉增快等肾外表现。

2.超声表现

(1)肾轮廓改变:肿瘤较小时,肾轮廓可无明显改变。较大的肿瘤可向肾表面突起,表现肾轮廓局限性增大,表面凹凸不平,肾外形失去常态。早期肿瘤可与周围组织分界较清楚,晚期的肾肿瘤向周围组织广泛浸润时,边界欠清楚。

(2)肾实质回声异常:肾实质内显示圆形或椭圆形团块,边界较清楚。内部回声多变,较小团块的肾癌内部回声相对较高;中等大团块的肾癌多呈低回声,少数呈强弱不等的混合回声或等回声;较大团块的肾癌内部有出血、坏死、液化时,呈现边缘不规则的无回声区,内有稀疏分布的点状低回声。若有钙化则出现斑点、斑块状强回声伴声影。

(3)肾窦受压变形:癌肿向内生长压迫或侵及肾窦时,肾窦局部呈凹状变形、移位、中断乃至显示不清,肿瘤压迫或侵犯肾盂时,可出现肾盂、肾盏扩张积水。

(4)CDFI改变:通常肿瘤轮廓<2cm者,肿瘤内部多为星点状或仅可见纤细的血流信号;较大的肾肿瘤,其内侧周边局部可见彩色血流环绕,肿瘤局部可有动脉与静脉血管进入或移出的条状血流信号;肿瘤内部则可见条状或点状血流信号。

(5)肾血管异常改变:肾癌晚期,当癌组织侵及或随血行转移至肾静脉和下腔静脉时,患侧肾静脉或下腔静脉增宽,内有不规则的低或中等水平结节状回声,血管内局部血流信号变细或走行不规则等。

(6)转移征象:肾癌转移时,可显示肾门和腹膜后淋巴结肿大,或肾周围如肝脏、肾上腺、输尿管、膀胱等脏器的结节或团块状回声。

(7)肾癌的声像图分期:根据临床和声像图表现,参照Robson's分期方法,可将肾癌分为4期。

Ⅰ期:肾癌团块局限于肾实质,肾轮廓线未受侵,无转移征象。

Ⅱ期:团块仅侵及肾周围脂肪结缔组织,但仍局限于肾周筋膜回声以内。

Ⅲ期:团块侵及肾周筋膜,并可显示局部淋巴结肿大,肾静脉或下腔静脉增宽,其内有不规则结节样回声。

Ⅳ期:团块与周围组织或器官分界不清,并可见其他脏器的转移性病灶回声。

3.诊断与鉴别诊断

超声显示肾实质内有结节或团块状回声,是诊断肾癌的直接征象。通常对直径>2cm的肿瘤,超声比较容易显示。尤其对显示肿瘤突入并压迫肾窦或肿瘤向外突出,引起肾包膜隆突不平,而肿瘤呈典型的团块状低回声或混合回声者,彩色多普勒显示团块周边有血管出入或血管绕行,即可提示诊断。然而由于肾癌的声像图表现无特异性,对肿瘤体积较小、声像图表现不典型者,应密切结合临床及其他影像学检查结果,进行综合分析与判断,必要时在超声导向下经皮肾穿刺活检,做细胞学和组织学检查,可明确诊断。

超声诊断肾癌时,应注意与以下几种疾病进行鉴别。

(1)肾柱肥大:肾柱肥大多见于肾脏的中上极。肾纵断面上,有时肥大肾柱可呈圆形或椭圆形的低回声区,较易与肾肿瘤回声混淆。仔细观察可见肾柱与肾窦分界清楚,其内部回声均匀,回声强度与肾实质相同,横断面显示肾柱低回声与肾皮质相连续,相互之间无明确的分界。

(2)分叶肾:少数肾轮廓变异,表面呈分叶状,酷似肾轮廓局部隆起。但其隆起范围较大,或可见几个隆起,表面可见分叶切迹。仔细观察可见肾包膜内的皮质回声细小均匀,无分界现象,亦无肿瘤构形。应用彩色多普勒显示肾内血管分支走行无异常改变时,对鉴别诊断有较大帮助。

(3)肾脓肿：肾脓肿有明显的化脓性感染病史。早期肾脓肿患者，肾外形较饱满，其内可见边缘不规则的弱回声区。脓肿形成后，呈现透声较差的无回声区。肾肿瘤边界多较为清楚，较小的肿瘤多表现为低回声或略高回声团块，而不出现无回声区，鉴别诊断多无困难。较大的肾肿瘤，内部有出血、坏死、液化时，也呈现无回声区，对此，CDFI可见肿瘤边缘有血管绕行征象，内部有血流信号，而且血管走行失常，一般不难鉴别诊断。

(4)肾囊肿：出血性肾囊肿或囊肿合并感染者，可酷似肾实质性肿瘤回声，肾透明细胞癌内部回声较为均匀，呈甚弱回声时，酷似囊肿，可致鉴别困难。通常肾癌无光滑的囊壁，加大增益后，肿瘤内部回声增多、增强，但后方回声增强效应不明显。而肾囊肿壁较光滑，后方回声增强，较易于鉴别。肾脏声学造影的鉴别诊断价值较大。

4.临床意义

超声显像不仅可显示肾内有无肿瘤，而且还可以确定肿瘤的大小、形态，观察肿瘤与肾周围组织与脏器的关系，估计肾肿瘤进展程度，并可与囊性占位等其他肾脏病变做出鉴别诊断。据文献报道，二维与彩色多普勒超声对肾肿瘤的诊断准确率高达95％左右，被公认为是诊断肾肿瘤的首选方法。然而超声诊断肾肿瘤，也存在某些缺陷。例如，超声显像对直径2cm以下的等回声或低回声表现的肾脏恶性肿瘤，有漏诊的可能；对体积较小、回声较高的肾肿瘤定性诊断较为不易。

(二)肾胚胎瘤

1.病理与临床概要

肾胚胎瘤又称威尔姆瘤及肾母细胞瘤，是来自胚胎性生肾组织(后肾始基)的混合性肾恶性肿瘤。发生率占小儿恶性肿瘤的20％左右，最常见于幼儿。肾胚胎瘤多为单侧性，肿瘤大小不等，表面光滑，有假包膜。早期肿瘤位于肾的一极，与正常肾组织分界清楚，晚期肿瘤可突破肾包膜，侵入肾周围组织。肿瘤生长迅速，容易转移。约65％转移到肺，15％～20％转移到肝，少数转移到骨、淋巴结、眼眶和神经等组织。肿瘤切面呈灰白色，较大的肿瘤可有内部出血、坏死或形成多个小囊。镜下肿瘤组织内有各种成分，包括结缔组织、脂肪、平滑肌纤维、横纹肌纤维、软骨和骨骼组织等。

肾胚胎瘤可有腹痛、发热、恶心、呕吐和贫血等症状。因本病很少侵犯肾盂，故多无血尿，最多出现的临床症状为腹部肿块，约占90％。

2.超声表现

(1)肾轮廓改变：肾脏增大，失去正常形态。肾内显示圆形或椭圆形团块，肿瘤体积较大，多大于5cm^3，有较明确的肿瘤边界。肾包膜局限性或较大范围的隆突，局部可见被推压的小部分不规则的肾实质和肾窦回声。

(2)肿瘤内部回声：多数呈中等与低回声混合的粗点状回声，局部也可见略高回声。较大的肿瘤有时可见其内混有散在的小无回声区。肿瘤后方可有不同程度的声衰减征象。

(3)肿瘤转移征象：肾门部淋巴结转移者可在肾门部显示低回声结节或团块。若肿瘤突破肾被膜，广泛浸润周围组织与脏器时，可显示肿瘤边缘与周围组织分界不清，或可在其他脏器内显示转移性结节或团块回声。

(4)肾内血管走行异常：CDFI显示团块内侧周边有血管绕行征象。团块内部有杂乱的细条状或星点状血流信号。

3.诊断与鉴别诊断

对幼儿患者,当超声显示肾内有实质性混合回声团块时,便应首先考虑肾胚胎瘤的可能。超声显像时,应注意有无转移征象,以便为临床治疗提供较为可靠的依据。近几年来屡见有成年人患肾胚胎瘤的报道,其声像图表现与小儿患者大致相同。因此,对以腹部肿块为主,声像图表现类似肾胚胎瘤的成年人患者,当排除肾脏其他性质的肿瘤后,也应考虑肾胚胎瘤的可能。

肾胚胎瘤应与肾脏其他恶性肿瘤鉴别。鉴别要点为:本病发病年龄小,症状出现晚,瘤体较大,多无明显血尿。对于体积较大的肾胚胎瘤,尚应注意与肾上腺或腹膜后其他肿瘤鉴别。仔细观察可发现肾周围脏器的肿瘤与肾脏有较明确的边界,肿瘤较大时,可见肾脏表面有弧形压迹或有移位,肾实质与肾窦回声无明显异常改变。

4.临床意义

由于肾胚胎瘤具有婴幼儿多发的特点,超声显像根据本病所固有的声像图表现,可对肿瘤的部位、大小、内部结构、进展程度和周围组织情况等,较迅速做出诊断,而且不需要像其他影像学方法要求患儿充分合作,所以更具优越性。超声显像对肾胚胎瘤的诊断方法简便易行,诊断结果较为准确、可靠。

(三)肾盂肿瘤

1.病理与临床概要

肾盂肿瘤最多见于移行上皮细胞癌,鳞状上皮细胞癌、腺癌等仅占10%左右。肾盂肿瘤可分为两类:一类有瘤蒂,表面呈乳头状或菜花样,可发生在肾盂、肾盏或漏斗部,向肾盂腔内生长,呈单发或多发性,常以瘤细胞脱落种植的形式向输尿管和膀胱转移。另一类为浸润型,肿瘤呈浸润性生长,首先向肾门部淋巴结转移。肾盂肿瘤易引起肾盏漏斗部或肾盂输尿管连接部梗阻,而导致肾积水。晚期常累及肾实质,并穿过肾盂壁转移到肾静脉、下腔静脉、淋巴结等处。多数肾盂肿瘤最早出现的临床症状为无痛性、间歇性或持续性镜下或肉眼血尿。

2.超声表现

(1)肾窦分离:肾盂肿瘤声像图表现为肾外形,尤其是肾窦较饱满,中间有边缘不规则的低回声结节或团块,边界不清楚。

(2)肾盂肾盏扩张:肿瘤较大累及肾盂输尿管连接部时,可见肾盂扩张积水,或同绕肿瘤排列的多个肾盏扩张积水。

(3)其他征象:输尿管受累梗阻时,肾积水的程度加重。膀胱壁种植时,膀胱壁可见菜花样的肿瘤回声。晚期可见肾门部淋巴结肿大或患侧肾静脉与下腔静脉增宽,其内有结节样回声,或肾盂肿瘤浸润肾周围组织或远处脏器的转移性病灶。晚期患者常有肾周围淋巴结肿大。CDFI显示肾血管移位或血管内瘤栓等征象。

3.诊断与鉴别诊断

当超声显示肾窦分离和肾窦内实性低回声肿块,或同时可见因肿瘤梗阻引起肾积水时,便可诊断为肾盂肿瘤。若结合患者伴有间歇性无痛性血尿的临床表现,诊断更为可靠。但应指出,对于1cm左右的肾盂肿瘤无明显肾积水时,多不易识别。超声诊断时应注意与以下疾病鉴别:

(1)肾盂积水:有时<1.5cm的肾盂肿瘤回声欠具体,声像图仅表现肾盂少量积水。另有肾积水合并感染或有出血者,无回声区内有点状或絮状回声而与肾盂肿瘤类似。对此,应仔细观察肾盂

壁是否光滑,分离扩张的范围和形态。肾盂肿瘤表现扩张的肾盂内膜不光滑,其内局部较为充实。而肾盂积水则按肾盂的解剖形态分离扩张,壁较光滑,点状低回声呈稀疏分布;膀胱高度充实后,结合肾冠状断面扫查,可有助于显示肾盂的解剖形态和肾盂内低回声区的范围,对于识别肿瘤或其他异常回声意义较大。

(2)肾盂内血凝块:仔细观察血凝块回声,可见其回声强度相对较高,边缘不规则,在膀胱高度充盈后检查,可改善肾盂的显像条件,当振动体表局部时,可见血块有漂浮或抖动感,改变体位血块可有移动或变形,CDFI检查血凝块内无血流信号。

4.临床意义

对无痛性血尿或临床拟诊为肾盂肿瘤的患者,超声显像能提示肾盂肿瘤诊断或排除肾盂肿瘤的可能。但是,对于无明显肾盂积水的患者,超声不容易显示<1.5cm的肾盂肿瘤。因此,对超声未能明确显示病变而又高度怀疑肾盂肿瘤的患者,可进一步选择肾盂造影检查或CT扫描明确诊断。对于合并肾积水的肾盂肿瘤,静脉肾盂造影肾盂不显影的患者,因有肾盂积水的衬托,大大地改善了超声成像的条件,能较准确地做出本病的诊断。同时尚可研判肿瘤的发展程度及周围淋巴结和血管内转移情况,为临床提供较为可靠的诊断与治疗依据。

(四)肾良性肿瘤

1.病理与临床概要

良性肾肿瘤包括肾血管平滑肌脂肪瘤、肾血管瘤、肾肌脂肪瘤、肾纤维瘤、神经纤维瘤和平滑肌瘤等。其中较为常见的有以下几种。

(1)肾血管平滑肌脂肪瘤:又称肾错构瘤,是由血管、平滑肌和脂肪组织混合构成。瘤体多比较小,但也可见体积较大者。切面上肿瘤与肾组织虽有明显界限,但镜下无包膜,肿瘤组织与肾组织无明确分界。本病女性多于男性。肿瘤较小者,多无明显体征,较大的肿瘤可引起腰腹部胀痛、腹部肿块和血尿等临床表现。

(2)肾脂肪瘤:肾内脂肪瘤多发生在肾乳头与肾盂、肾盏附近。肾周围脂肪瘤常见从肾包膜或肾周围脂肪组织中延伸。肿瘤体积多较大,生长较缓慢,肿瘤可环绕肾脏生长,或致肾脏移位。肾脂肪纤维瘤多始于肾门或肾窦部,向其外围蔓延,肾实质可因此受到破坏或发生萎缩。

(3)肾血管瘤:体积多比较小,为扩张的血管球组织,多见于肾实质内,侵犯肾盏时,可引起间歇性无痛性血尿。

2.超声表现

(1)肾血管平滑肌脂肪瘤:亦称肾错构瘤。较小的肿瘤肾外形无改变。肿瘤较大或为多发性肿瘤时,肾轮廓增大,局部突隆不平,肾窦受压变形。肿瘤边界清楚,因肿瘤由不同组织交错而成,声像图所见肿瘤内部回声多较高,呈现高回声结节或团块。体积较大的肿瘤,其内部回声强度相对降低,可呈现高、低回声相间的杂乱回声。

体积较小的肾血管平滑肌脂肪瘤,CDFI很难在瘤内检出血流信号。较大的肿瘤,也仅有少数能检测出星点状或短线状血流信号。

(2)肾脂肪瘤:肾内脂肪瘤多较小,边界清楚,瘤体内部回声明显高于肾实质。肾周围脂肪瘤的体积多比较大,边缘不规则,边界不甚清楚,内部呈粗细不均的点状回声,其回声强度略高于肾周围脂肪结缔组织。

(3)肾血管瘤:瘤体较小,多位于肾窦周围的实质内,肿瘤内部回声较高,因此常与肾窦高回声相混淆。有时常因肿瘤出血而使肾窦分离扩张,肾窦内的血凝块回声易被误认为肾盂肿瘤,对此应引起注意。

(4)肾腺瘤和肾纤维瘤等:肿瘤体积较小时,超声往往难以显示。较大的肿瘤,边界清楚,内部回声强度较肾皮质为高。

3.诊断与鉴别诊断

肾血管平滑肌脂肪瘤在肾良性肿瘤中,最为多见。通常多在健康体检时发现本病。根据其边界清楚、内部回声较高的声像图特征,容易做出准确的诊断。超声对肾良性肿瘤的诊断,主要应与肾恶性肿瘤鉴别。肾良性肿瘤以其边界清楚、团块体积较小、内部更多见高或强回声为主要特征,与肾恶性肿瘤有较为明显的区别。尽管如此,首次超声诊断后,对于肿瘤内部回声相对较低、轮廓较大的肿瘤,应提示患者短期内进行超声复查或结合其他影像学检查结果综合分析,以免漏诊较高分化的肾恶性肿瘤。

4.临床意义

随着影像学诊断技术的进步,尤其是超声显像技术的普及与提高,肾良性肿瘤的检出率明显增大。由于肾良性肿瘤的治疗方法和预后均与肾癌不同,如能术前明确诊断具有重要意义。超声显像对肾良性肿瘤的显示率可达95%以上,对于肾良性与恶性肿瘤的鉴别,也较其他影像学方法更为简便易行,诊断结果也较为可靠。

六、肾囊肿

(一)病理和临床概要

肾囊肿临床较为多见,尤其多见于中老年,小儿少见。可能与老年肾脏退行性病变有关。囊肿多发生于肾实质或近表面处,逐渐长大并向外突出,不与肾盂或肾盏相通。未受累的肾组织仍可正常。肾囊肿的种类很多,常为多发性,大小不一,囊壁薄而光滑。仅见1个囊肿者,称孤立性肾囊肿,孤立性肾囊肿如果无出血或感染等合并症,又称单纯性肾囊肿。若见2个以上囊肿,则称多发性肾囊肿。囊肿内有分隔,形成互不相通的小房者称多房性肾囊肿。囊肿内出血者,称为出血性囊肿;合并感染者称感染性囊肿;囊肿内含有大量胆固醇结晶者称含胆固醇结晶型肾囊肿;与肾盂肾盏相沟通的囊肿(即肾盏憩室)称为肾盂源囊肿。此外,还有肾髓质的集合管扩张形成无数小囊者,称为肾髓质囊肿,又称海绵肾。由于这些肾囊肿的病理类型不同,所以囊肿的结构有一定的差别。

肾囊肿较小时,多无症状。囊肿较大时,可引起相应的压迫症状等。如患侧腰腹部不适或胀痛,活动及劳累后加重,或可于患侧腰腹部触及肿块,也可继发肾性高血压等,发生血尿者少见。

(二)超声表现

1.孤立性肾囊肿

肾内显示单个圆形或椭圆形无回声区,壁薄光滑,后壁回声增强并逐渐内收,较大囊肿两侧深部可有侧边声影。囊肿较大且向内生长者,可压迫肾窦使其变形,向外突出的包膜下囊肿可压迫相邻脏器。

2.多发性肾囊肿

单侧或双侧肾内可见散在分布的多个大小不等的无回声区,囊肿较多时互相重叠挤压、变形。

残存的肾实质回声正常。囊肿向内生长者,可压迫肾窦使其移位或变形,但与肾盂、肾盏不相通。囊肿往外发展者,肾被膜局部隆突。

3.多房性肾囊肿

在肾内无回声区内可见多条线状分隔回声。分隔也可能不完整,各房间可以相通或互不相通。

4.出血性肾囊肿

囊肿内部回声可因出血时间不同而有较大差别。囊内未形成凝血块者,无回声区内可见散在或密集分布的点状低回声。震动局部腹壁时,实时观察可见囊内有点状回声浮动。囊内有凝血块形成者,无回声区内可见回声高低不均的絮状或片状回声。若囊内有多次出血,血凝块机化时,应注意与肾肿瘤鉴别。

5.感染性肾囊肿

可因感染的严重程度和囊肿内所含感染性内容物的形状而有很大差别。囊壁可有轻度增厚,囊肿无回声区内出现密集分布的细点状回声。若感染轻微,声像图与单纯肾囊肿雷同。囊肿感染较重者,囊内易形成脓栓或有脱落组织碎片,呈片状或块状高回声,并可见随体位改变而有移动。

6.肾盂旁囊肿

病理名称为肾窦内的淋巴管囊肿,临床上将凸入肾窦生长的肾囊肿称为肾盂旁囊肿。声像图表现:肾窦高回声区内显示圆形或椭圆形无回声区,较大的囊肿可压迫肾窦并使其变形。

7.钙乳性肾囊肿

囊肿多较小,直径1cm左右,无回声区内有沉积样点状强回声或附于囊壁,可伴明显声影或声尾。改变体位时,沉积样强回声可向重力方向移动,附于囊壁的强回声则无明显位移。

8.肾盂源性囊肿

肾盂源性囊肿位于肾盏周边的肾盏憩室,与肾盏相通。声像图表现为紧贴肾窦的圆形或椭圆形无回声区,直径多为1~2cm,因囊肿内长期尿液残留,较易继发微小的结石。仔细观察囊肿内侧缘,有时可与其局部见到细小的管状结构与肾盏相同。对此须注意与凸入肾窦的单纯性肾囊肿鉴别。如果与肾盏相通,并有潜在性小腔隙,X线肾盂造影可显示,常规超声显像较为不易显示。

9.肾髓质囊肿(海绵肾)

肾髓质囊肿为一种先天性疾病,以集合管广泛囊状扩张为主要特征。无数个囊腔甚小,呈海绵状,内部有无数个微小结石,形成大量界面。声像图显示为围绕肾窦呈放射状排列的轮廓较大的肾锥体,呈高回声团,酷似血管瘤。若囊内结石较大,其后方可伴有声影。

10.含胆固醇结晶肾囊肿

囊内漂浮有大量胆固醇结晶体,声像图显示囊肿无回声区内有较多的细小点状高回声漂浮,变动体位时观察更为清晰。

(三)诊断与鉴别诊断

肾内显示圆形或椭圆形无回声区,壁薄而光滑,是超声诊断肾囊肿的佐证。超声显像可对绝大多数肾囊肿做出准确的诊断。由于囊肿可发生在肾实质的任何部位,根据囊肿的部位、数量、大小、形态等声像学特征,应对囊肿再进一步分类,以便相互鉴别或与肾内其他疾病进行鉴别诊断。

1.多发性肾囊肿与多囊肾

两者的鉴别较为容易:①多发性肾囊肿肾脏多为局限性肿大,而多囊肾则呈普遍性增大。②多发性肾囊肿无回声区呈散在分布,肉眼观察囊肿可计数,而且可为单侧肾;多囊肾的无回声区呈弥漫分布,多为双侧性,而且常合并多囊肝。③多发性肾囊肿可显示囊肿以外的正常肾实质低回声,而多囊肾多难以显示正常肾实质,或仅可于局部显示小部分肾实质。

2.囊性肾癌与肾囊肿

囊性肾癌临床少见。声像图表现为囊壁厚薄不均,内侧面欠光滑,局部有乳头状突起,囊内有多个分隔或透声较差,甚至类似实质性或不均质性回声,对此需与出血性或感染性肾囊肿鉴别。超声导向穿刺细胞学检查或注入造影剂观察囊壁形态,对鉴别诊断有重要价值。

3.右肾囊肿与肝囊肿

较大的右肾囊肿向外突出,肝脏受压形成弧形压迹时,可能被误认为肝囊肿。深呼吸时,动态观察肝脏、肾脏与囊肿的相对移动,若囊肿与肝(或肾)无相对移动,说明为肝(或肾)囊肿。此外,囊肿贴近肾窦或肾窦受压是肾囊肿的声像图特征。

4.肾囊肿与肾包虫囊肿

单纯性囊肿型肾包虫囊肿与肾囊肿较难鉴别,如同时合并肝包虫囊肿,或囊肿内显示子囊回声,则考虑为肾包虫囊肿。患者曾在流行区居住,对诊断可提供帮助。

5.巨大肾积水与肾囊肿

前者肾窦显著扩张,除显示肾盂扩张之外,尚可见多个扩张的肾盏结构相互联通,而后者则可显示受压变形或移位的肾窦结构。鉴别诊断多无困难。

(四)临床意义

对于肾囊肿诊断,超声显像较其他影像学检查方法价值更大。超声既能显示占位病变的大小与形态,又能确定其物理性质。据统计,超声显像诊断肾囊肿的可靠性可达95%以上。对于极少数超声不能确定的诊断者,还可进一步在超声导向下经皮肾穿刺行细胞学或组织学检查,或静脉注入造影剂进行声学造影,是其他影像学方法所不能比拟的。同时,对较大的肾囊肿经超声导向囊液抽吸后,注入硬化剂治疗,效果满意,值得推广应用。

七、多囊肾

(一)病理与临床概要

多囊肾是一种较常见的先天性遗传性疾病。肾囊肿多为双侧性,单侧少见。肾体积多显著增大,表面呈多囊状隆起,肾内布满无数大小不等的囊肿,其内为淡黄色液体。肾实质因受囊肿压迫而有不同程度的萎缩。多囊肾常合并有多囊肝,偶可见脾脏、胰腺等脏器的多囊性病变。多囊肾发展缓慢,早期可无明显症状。婴儿型多囊肾临床少见,而且囊肿极小,出现症状时多在短期内死亡。成年人多囊肾主要临床表现为腰腹部胀痛、恶心、呕吐、间歇性血尿和左、右侧上腹部触及肿块,或引起高血压,随着肾功能减退,最后出现尿毒症症状。

(二)超声表现

(1)肾轮廓增大。早期肾脏仅为轻度增大。病情较重者,肾轮廓可占据患侧上腹部乃至下腹部,较正常肾增大数倍或十数倍。

(2)肾包膜凹凸不平,较大的包膜下囊肿,可导致肾外形不规则。

(3)肾实质内、包膜下乃至肾窦内,弥漫分布无数个大小不等的无回声区,后有增强效应。病情较重者,肾实质的大部分被囊肿占据,仅可见少许肾实质或难以显示正常肾实质回声。

(4)肾窦内弥漫分布囊肿时,肾窦回声较弥散,甚至显示不清。肾窦周边的囊肿,可推压肾窦局部形成多处弧形压迹,或使其变形。

(5)多囊肾偶可见个别囊肿合并感染或有囊内出血,声像图所见囊肿无回声区内,出现云雾状或散在点状低回声。

(6)多囊肾常合并肾结石,呈现相应的声像图改变。

(三)诊断与鉴别诊断

在超声显像过程中,若显示双侧肾轮廓明显增大,肾内弥漫分布无数个大小不等的圆形或椭圆形无回声区,肾实质回声不均匀增强,便可做出明确的多囊肾诊断。若同时可见合并多囊肝、多囊脾等其他脏器多囊性病变,诊断更为可靠。超声诊断多囊肾时,需与下列疾病鉴别。

(1)多囊肾与肾积水:肾内型肾盂重度肾积水时,肾内也可见多个大小不等的无回声区,但做不同角度的实时连续性扫查时,可见到多个无回声区之间向心性相互连通,而多囊肾无回声之间互不相通。

(2)多囊肾与肾结核:多囊肾合并感染时,尚应与结核性肾脓肿鉴别。后者肾脏破坏多为单侧性。声像图虽可见多个囊性回声区,但其透声性均较差,且壁较厚,边缘不规则,有时可见钙化灶形成的斑点或斑片状强回声。肾窦周围回声杂乱,常合并轻度肾盂积水。两者有较为明显的区别。

(四)临床意义

超声显像对多囊肾的诊断具有重要的诊断价值。据资料统计,诊断准确率达95%以上。超声除可早期诊断多囊肾外,还可发现合并其他脏器的多囊性病变。对多囊肾的诊断与鉴别诊断、多囊肾患者肾的受累程度,以及对肾功能的损害程度等病情变化的观察,超声显像均不失为一种无创性首选检查方法。

八、弥漫性肾病变

(一)病理与临床概要

弥漫性肾病变是由多种原因引起的肾实质损害。其中包括急性与慢性肾小球肾炎、肾盂肾炎、肾病综合征、糖尿型肾病、狼疮肾、肾淀粉样变等。上述各种肾病变有不同的病因和不同阶段的病理改变,主要分为3类:①肾实质以充血、水肿为主;②以结缔组织增生为主;③肾实质萎缩、纤维化。其共同的临床表现为患者不同程度的蛋白尿、血尿、水肿、血压升高等,若得不到及时的治疗,最终可导致肾衰竭。

(二)超声表现

病情较轻的弥漫性肾损害,其声像图表现可无明显异常。然而病情较重的不同病理性质的弥漫性肾损害,超声具有明显的声像图改变。

(三)诊断与鉴别诊断

超声显像诊断弥漫性肾损害时,除了观察肾轮廓有无改变、肾皮质与髓质的厚度及回声强度之外,尚应密切结合病史和有关实验室检查结果。若具有上述肾脏异常回声改变,结合实验室检查有异常,便可诊断为本病。但需指出,声像图上虽然呈现弥漫性肾损害回声,若有关实验室检查结果正常,超声诊断亦应该慎重。相反,若有关实验室检查结果异常,声像图无明显异常改变时,也不能否定弥漫性肾损害的诊断。

(四)临床意义

虽然超声显像对早期或轻度弥漫性肾损害的诊断敏感性较低,但是对于中期或晚期肾损害,引起肾功能不全时,声像图表现也随之更加明显。尤其采用CDFI动态检测肾小动脉的血流动力学状况,对于观察弥漫性肾损害的演变过程、评价病情的严重程度和治疗效果,均具有重要的临床意义。超声显示肾实质回声明显增强者,表明肾损害程度较为严重;当显示双肾不同程度的萎缩,同时CDFI显示肾小动脉血流速度减慢,RI和PI不同程度增大时,则提示为慢性肾功能不全。

九、肾积水

(一)病理与临床概要

肾积水为上尿路或下尿路发生梗阻后,尿液自肾脏排出受阻,造成肾盂内压力增高和肾盂、肾盏扩张。肾积水最终可导致肾实质萎缩及肾功能损害。肾积水又分为原发性和继发性。原发性肾积水又称先天性肾积水,多见于小儿患者。继发性肾积水则多见于成年人。一侧肾积水见于上尿路梗阻,双侧肾积水则多见于下尿路梗阻。

肾积水是尿路发生梗阻后,尿液的分泌、排泄及重吸收之间不平衡的结果。通常正常肾盂内压力为1.3kPa(10mmHg)左右,尿路梗阻导致肾积水时,肾盂内压力可高达6.7～9.3kPa(50～70mmHg),从而引起肾脏一系列生理与病理改变。肾盂内压力增高首先引起肾盂扩张,而后引起肾盏扩张。肾盂、肾盏扩张的程度与肾盂的解剖类型有一定关系。肾外型肾盂积水,肾盂向外扩张,对肾实质的损害较轻或较慢;肾内型肾盂积水,因肾盂无扩张余地,而在肾内扩张,可较早地引起肾盏扩张,因此,对肾实质的损害也较重。

肾积水主要临床表现有腰腹部胀痛,小儿常以腹部肿块就诊。不同性质的梗阻病因,可产生相应的临床表现与体征。并发感染者,可有发热、尿频、尿痛和血尿等症状。

(二)超声表现

1.肾窦改变

肾窦分离扩张,其间呈清晰无回声区,后有回声增强效应。肾窦分离扩张的程度与积水量的多少有关。轻度肾积水仅局限在肾盂内。中度以上肾积水,肾盂内无回声区扩展到肾大盏乃至小盏。

2.肾轮廓改变

轻度肾积水肾窦分离<2cm时,肾轮廓可无明显的改变。中度以上肾积水,肾轮廓也随之明显增大。

3.肾实质的改变

轻度肾积水肾实质多无明显变化。中度以上肾积水时,肾实质因受积水压迫而变薄或出现不同程度的萎缩。重度肾积水时,声像图上有时难以显示肾实质回声,呈菲薄的条带状回声。肾实质的厚度变化能间接反映肾功能的损害或可恢复程度。

4.输尿管的改变

声像图显示肾积水后,在寻找梗阻病因过程中,追踪扫查可显示梗阻近端的输尿管扩张积水。输尿管扩张的程度取决于梗阻病变的大小、性质及其梗阻时间的长短等。

5.肾积水的分度

按肾积水时肾窦分离扩张的程度和肾积水量的多少,可将其分为轻度、中度和重度。周永昌将肾积水分为四度,把肾积水量超过2000mL者,称为巨大肾积水。

(三)诊断与鉴别诊断

肾窦分离扩张,其内呈无回声区,后有回声增强效应,为超声显像诊断肾积水的主要依据,而且较有特征性,关键是对轻度肾积水的判断。膀胱高度充盈后检查,膀胱内压向上传递至输尿管,进而传至肾盂,致使肾盂排泄受阻,可导致肾盂轻度分离。因此,对于疑似轻度肾积水而又未能显示尿路梗阻病变者,应嘱受检者排尿后片刻,进行复查,以排除假性轻度肾积水。典型的中度以上肾积水为多个无回声区相互连通,并与扩张的输尿管连续,其周边有向内部伸入的不完全分隔,无回声区具有"漏斗"状或"鸟嘴"样突起。诊断肾积水需与下列疾病鉴别。

1.肾囊肿

肾外型肾盂积水,肾盂扩张,大部分突出肾外,可类似肾门部包膜下囊肿。积水由尿路梗阻引起,梗阻位置在输尿管中部以下时,声像图上肾积水的外形类似"烟斗"形;梗阻位于肾盂输尿管连接部时,其外形可呈椭圆形或"倒梨"形,但此时肾盏可有不同程度的扩张。肾门部包膜下囊肿,其外形多见于圆形或椭圆形,肾包膜局部外凸,或局部肾窦受压变形,形成内凹。一般不难鉴别。

2.多发性肾囊肿

应注意与肾内型肾积水即呈"调色碟"状肾积水声像图改变者鉴别。前者囊状无回声区大小不一、排列散乱、分隔完整,被挤压的肾窦回声变形。肾积水时扩张的肾盏无回声区呈向心性排列、互相连通,具有明显特征。

3.肾结核性空洞或肾积脓

肾积水与肾积脓或肾盏积水与肾结核性空洞的鉴别,应引起注意。

(四)临床意义

肾积水是尿路发生梗阻后,尿液自肾排出受阻的结果。临床上造成尿路梗阻的病因很多,常见于上尿路的肿瘤、结石、结核、先天畸形等疾病。超声显像在诊断肾积水的同时,还能对大多数患者明确诊断肾积水的病因。超声显像的优点还在于以下方面。

(1)对碘过敏或静脉尿路造影肾不显影的无功能肾,超声显像不受其影响。相反积水愈多,在其衬托下,更适合寻找并显示尿路梗阻的病因。

(2)在超声导向下行肾盂穿刺抽吸和顺行尿路造影,可减少并发症的发生,并可最大限度地提高穿刺成功率和造影效果,弥补常规影像学检查的不足,从而为临床提供具有重要诊断价值的资料。

(3)对轻度肾积水多次超声检查,可动态观察肾积水的消长情况,如对孕妇肾积水分娩前后的观察;肾结石和输尿管结石采用体外震波碎石或超声碎石后,对肾积水消长情况的观察。

(4)肾积水术前超声检查,结合CDFI检测肾小动脉的血流,可了解肾萎缩和肾功能的损害程度,并可大致估测术后患侧肾功能的恢复情况,为临床施行相应的手术方案提供依据。

十、肾结石

(一)病理与临床概要

肾结石的化学成分不同,最多的是草酸钙和磷酸钙结石(占80%左右)。磷酸钙结石约占肾结石的6%~9%,通常在碱性尿液中形成,青壮年发病率高;磷酸铵镁结石约占肾结石的10%左右,经常在碱性尿液中出现;尿酸结石:约占肾结石的6%左右,它是透光结石,X线发现不了,尿酸结石最常见于痛风患者。较少见的有氨基酸结石,约占肾结石的20%,嘌呤结石、磺胺结石和黏蛋白结石等仅占肾结石的12%左右。由于肾结石的化学成分不同,结石的大小、形态及硬度不一。如草酸钙结石,质硬,表面光滑或呈桑葚状;磷酸钙结石,表面粗糙不平,多呈鹿角形,其硬度较草酸钙结石略低;氨基酸结石,含钙少,韧性较大等。

肾结石分为单发或多发性,双肾结石者也并非少见。较小的结石可如粟粒或泥沙样,较大的鹿角状结石可充满整个肾盂、肾盏。小结石可嵌入肾盏颈部而引起肾盏扩张积水。结石嵌顿于肾盂、输尿管连接部造成梗阻时,可引起明显的肾盂乃至肾盏积水。肾结石可引起梗阻、感染和局部损伤,并可导致肾功能损害乃至肾衰竭。腰痛与血尿是肾结石的主要症状,多为钝痛或绞痛,并沿患侧输尿管向下放射。

(二)超声表现

(1)肾内显示单个或多个强回声团,后方伴有明显声影,为肾结石的典型声像图表现。

(2)结石的回声强度与结石的化学成分及结石的密度有关。如草酸钙、磷酸钙及其与其他成分混合的结石,质地坚硬、表面光滑,透声性极差,呈新月形或弧形带状强回声团,其后声影明显;尿酸、胱氨酸和黄嘌呤结石,透声性较好,呈点状或团状强回声,其后方声影较弱或无明显声影。

(3)较小的结石多见于肾下盏部,后方声影较弱。

(4)肾结石造成梗阻时,其近端有尿液无回声区。如结石嵌入肾盏或肾盏柄部,可引起局部肾盏扩张积水;结石移动至肾盂、输尿管连接部并造成梗阻时,表现肾盂乃至肾盏扩张积水。

(三)诊断与鉴别诊断

肾窦内显示大小不等的强回声团,后伴明显声影,为肾结石的声像图特征。对此,超声显而易见,诊断容易。尤其对于在肾窦下方或肾盂内可见强回声团,并伴明显声影者,诊断更为可靠。肾结石的声像图表现复杂多变。如对合并肾积水者,若改变体位结石可有移动,说明还有嵌顿的结石,应进一步追踪检查,以明确尿路梗阻所致肾积水的病因;鹿角状结石,因结石较大,又有分叉,声像图往往仅显示其表面或局部,呈几个互不相连的弧形强回声团或强回声带,易认为是多个孤立结石的错觉。对此,侧动探头角度,做连续扫查时可发现其互相连续。并发于海绵肾的微小结石,可因结石的体积甚小,又无明显声影,而易于形成错觉。仔细观察可以发现,无数个微小结石在肾窦周边呈放射状排列的声像图特征。需注意与肾结石鉴别的常见疾病有以下几种。

1. 肾内钙化灶

位于肾皮质或肾包膜下的钙化灶,呈点或片状强回声,需与肾结石鉴别。结石多见于肾窦内或肾窦边缘区。肾结核空洞并局部钙化的强回声,常位于无回声或低回声区的边缘或在其外围。局部肾盏结石并积水者,强回声则见于肾盏颈部或无回声区的内侧低部。

2.肾窦灶性纤维化

灶性纤维化多为 2～3mm,改变体位和角度检查,若强回声消失或成为等号样,考虑为肾窦内灶性纤维化所致。若改变体位并经几个断面检查点状强回声位置固定不变,则考虑为结石回声。

3.肾钙质沉积症

以肾锥体钙盐沉积最为多见,声像图特征为肾锥体内显示强回声,但体积较小,声影不明显。肾结石则主要见于肾窦结构之内。

4.钙乳性肾囊肿

见"肾囊肿"节段。

(四)临床意义

超声显像诊断肾结石的符合率较高,据资料统计可达95%以上。超声显像的优点还在于:对X线不显影的阴性结石和结石与骨骼重叠,难以明确诊断者,超声诊断则不受上述因素的影响;较小的结石,X线肾区平片常不能显示或显示不清,超声则能够弥补X线平片的不足,可较清晰地显示结石的大小、数目和空间位置;对肾结石合并肾积水及其积水压迫肾皮质而导致肾功能损害的检测,则以彩色多普勒超声更为优越;应用超声显像对肾结石定位,进行体外震波碎石治疗,亦具有重要的价值。但是,对数量众多的较大结石与鹿角形结石的鉴别,超声不如X线肾区平片更为直观。

十一、肾下垂

(一)病理与临床概要

本病多见于身体瘦弱的成年女性,常因患者的肾窝较浅或肾周筋膜松弛所致。肾下垂临床较常见,同时多伴有胃、肝等脏器的下垂。肾下垂常表现为腰腹部疼痛,多为轻度的牵拉痛或为钝痛,也可有恶心、腹胀等。坐位与立位时,患侧腹部可触及肿块。

(二)超声表现

(1)超声所见肾的大小、形态和内部结构回声正常。

(2)俯卧位或仰卧位时,以肾下极为界定点,立位后肾下极向下移动>3.5cm 或超过1个锥体。

(3)正常肾下极相当于第3腰椎水平,左肾较右肾高1～1.5cm。坐位或立位时,显示肾下极低于第3腰椎下缘者,为轻度(Ⅰ度)肾下垂;低于第4腰椎下缘者,为中度(Ⅱ度)肾下垂;低于第5腰椎下缘者,为重度(Ⅲ度)肾下垂。

(三)诊断与鉴别诊断

超声检查根据卧位时与立位后,显示肾下极向下移动度≥3.5cm 或超过1个锥体者,即可诊断为肾下垂。在此基础上,依据肾下极的位置用于判断肾下垂的程度。简易判断肾下垂的方法为:立位时正常肾下极距髂嵴连线3cm 左右,若肾下极低于此水平或接近或平髂嵴连线,便可诊断为肾下垂。在超声诊断肾下垂之前,应充分显示肾的全部轮廓,观察有无毗邻脏器的占位性病变压迫所致的肾脏下移。

(四)临床意义

超声诊断肾下垂简便、实用,尤其对侧腹部触及肿块的患者,可以迅速做出是否为肾脏的诊断与鉴别。由于正常肾脏位置的个体差异较大,对超声显示有轻度肾下垂而无明显临床表现与体征者,诊断应慎重。此外,正常肾脏的上下活动度与身高的关系较大,因此,判断肾的上、下活动度时,应结合身高与腰椎椎体长度的关系,进行综合分析。

十二、游走肾

(一)病理与临床概要

游走肾临床少见。本病多因患侧肾蒂过长,用手推移肾脏或改变体位时,患侧肾可在腹腔、盆腔内向各个方向游动。腹部或盆腔内触及类圆形肿块,移动范围较大为其主要的临床表现,还有侧腰、腹部牵拉痛、血尿或胃肠道症状等。

(二)超声表现

(1)超声检查肾区无肾脏回声,可在上腹部、脐周围或盆腔内显示肾回声。

(2)改变体位或推动肾脏时,该肾有较大范围的移动,甚至可回纳至肾区。

(3)游走肾并发肾积水时,可显示肾窦有不同程度的分离扩张。

(三)诊断与鉴别诊断

依据上述声像图表现,诊断游走肾较为容易。然而,超声诊断时应注意与异位肾、肾下垂、肠道肿瘤和腹腔肿瘤鉴别。异位肾体积较小,位置较固定,改变体位或推移不能回复肾窝。游走肾与肾下垂的鉴别并不困难,前者活动范围较大,后者活动范围较小,并仅限于同侧。肠道肿瘤的声像图表现可类似肾脏,被称为"假肾征",但肾区超声检查时可见肾回声。此外,肠道肿瘤边缘不规则,肠壁厚度不均,肠腔间隙也与肾窦回声有较明显的区别。

(四)临床意义

对临床上触及腹部肿块,改变体位或推移肿块有较大活动范围,又难以确定腹部肿块的脏器来源和肿块的性质时,超声显像检查可发挥较大的作用。例如,当超声显示腹部肿块具有典型的肾脏声像图特征,同时一侧肾区又无肾回声时,结合腹部肿块具有游走性等上述临床表现,即可确诊为游走肾。若两侧肾脏均无异常,尚可与胃肠道、大网膜、肠系膜等脏器的肿瘤做出较准确的诊断与鉴别诊断。

十三、肾结核

(一)病理与临床概要

肾结核多来源于肺结核。结核分枝杆菌经血行播散时,肾脏往往首先遭受结核分枝杆菌的感染。肾结核多数为双侧病变。虽有肾皮质的感染,但无临床症状者,被称为病理肾结核。若结核病灶范围扩大出现临床症状时,称为临床肾结核。临床肾结核则多见于一侧肾。结核病灶经过肾乳头引起感染时,可产生干酪状溃疡,进一步破坏可形成髓质空洞和肾盏积脓;病情严重者,整个肾脏成为有无数个空洞的囊状结构;肾盂和输尿管受累时,可引起肾积水或结核性肾积脓;结核性肾钙化为结核病变范围内有大量钙盐沉着,致使肾局部或整个肾弥漫性钙化。肾结核早期可无明显的临床症状。病情较重者,可出现尿频、尿痛、尿急、血尿和脓尿。肾脏破坏严重引起结核性肾积脓或有肾周围炎时,表现患侧腰腹部肿胀和疼痛。严重肾结核或合并其他脏器结核感染者,出现消瘦、发热和贫血等症状。

(二)超声表现

根据肾结核病灶的病理改变及其声像图特征,大致可将肾结核的声像图表现归纳为以下 4 种类型。

Ⅰ型：早期髓质空洞型肾结核，肾脏轮廓正常或稍大。肾髓质部显示边缘不规则的弱回声或无回声区。肾窦局部回声增强或减低。

Ⅱ型：结核性肾积脓，肾脏增大，包膜不光滑或局部膨胀，肾盏或肾盂扩张，内呈透声较差的无回声区，后方回声轻度增强。肾内局部可见不规则斑点状强回声，伴弱声影。

Ⅲ型：混合型肾结核，临床最为多见。表现为肾脏增大，包膜不光滑或隆突不平，肾实质或肾盏内显示单个或多个边缘不规则的弱回声或无回声区，透声较差，后方回声轻度增强。肾窦受推压变形或肾窦结构紊乱。肾局部可见斑点、斑片或团块状强回声，后有声影。肾盂和输尿管受累时，可伴有不同程度的肾积水。

Ⅳ型：钙化型肾结核，肾外形不规则，包膜隆突不平或呈结节状，难以显示肾窦回声，而代之以形态不规则的团块状或斑片状强回声，后有明显声影。肾结核病灶内大量钙盐沉着，致整个肾病变广泛钙化。当肾功能丧失时，临床称为肾自竭。

肾结核的声像图表现复杂而又多样化，以上4型是基本的分类。若多种病理改变混合存在时，往往难以对其进行准确的分型。

（三）诊断与鉴别诊断

当超声显示肾轮廓增大，包膜隆突不平，肾实质内有边缘不规则透声较差的无回声区，同时于肾内可见斑点、团块状强回声，后伴声影者时，首先应除去肾内其他相关疾病，然后结合患者的临床表现与体征，可考虑肾结核的诊断。通常上述肾结核累及肾的范围多较大，病情较重，临床上多已失去药物治愈的机会。因此，应着重探讨Ⅰ型早期肾结核的超声诊断。

鉴于肾结核的声像图表现缺乏特异性，故应注意与以下肾脏疾病鉴别。

1.肾囊肿

结核性肾空洞与肾囊肿的声像图均可呈无回声区。前者多位于肾髓质或肾乳头以上区域，边缘多不规则，其内部透声差，尿液检查有脓尿或血尿。后者多见于肾包膜下或肾实质内，囊壁光滑，无回声区内透声好，尿液检查多无改变。位于肾窦周围的囊肿，可见肾窦回声有弧状压迹。超声诊断时，应密切结合病史、尿液抗酸杆菌检验及其他影像学检查综合分析。

2.肾积水

结核性肾积脓和肾积水合并感染的声像图均为肾盂、肾盏扩张，呈透声较差的无回声区。但前者的肾盂与肾盏的分界不清楚，或在肾髓质部显示较为孤立的无回声区。病灶周围可有钙盐沉着，呈斑点状强回声，后伴弱声影。后者则呈肾窦分离典型肾积水的超声征象，若追逐检查肾积水显示出梗阻病因，对诊断可有较大帮助。

3.肾肿瘤

结核性肾空洞与肾肿瘤有时互相混淆。前者声像图呈现边缘不规则的低回声或无回声区，后有轻度回声增强效应。后者低回声团块边缘不规则，内部回声较多，其后无回声增强，较大的肿瘤可有回声衰减征象，CDFI与团块周边和内部显示动脉或静脉血流信号，对鉴别诊断有重要作用。

（四）临床意义

超声显像的临床应用为诊断肾结核增添了一种简便易行、安全无损的新方法。对于中度和重度肾结核患者，超声能够较准确地确定有无肾结核病变、病变的部位和累及范围，尤其对于X线造影检查不显影的肾结核,更具有独特的优点。曾报道 32 例肾结核的超声显像结果,超声显像诊断符合率为 81.3%。如果超声能与尿抗酸杆菌检验和 X 线静脉肾盂造影等检查联合使用,对肾结核的诊断价值更大。对于尚未导致肾内结构发生明显改变的早期肾结核,超声诊断的作用不大,仍应依靠 X 线和尿液检查等明确诊断。

十四、肾创伤

(一)病理与临床概要

肾创伤多因直接的外力作用(如各种外力伤害、肾穿刺等)或自发性破裂(肾积水、肿瘤等)。根据临床和放射学检查所见与病理改变的关系,将肾创伤分为 4 种类型。

Ⅰ型:肾挫伤,有外伤史,肾实质内有挫裂伤,但被膜和集合系统完整,被膜下可有小血肿。

Ⅱ型:肾实质裂伤,肾实质和被膜破裂。肾内有血肿,并可伴有明显肾外血肿。

Ⅲ型:肾盏撕裂,肾盏和肾盂撕裂,内有血凝块,同时有肾实质损伤,肾被膜仍完好。

Ⅳ型:肾广泛性撕裂或断裂,肾被膜、实质和肾窦均有广泛的损伤。

(二)超声表现

肾损伤的程度不同,声像图表现各异,大体可分为以下几种。

1. 肾挫伤

肾挫伤可见肾轮廓轻度增大,实质内出现局限性低回声与弱回声区。肾被膜下可有小血肿回声,有时还可见肾窦轻度分离,内呈弱回声区。

2. 肾实质裂伤

肾实质裂伤患肾弥漫性或局限性肿大,肾包膜饱满或局部向外膨出,内为透声较差的无回声区。实质内显示边缘不规则的无回声或弱回声区,肾周围亦可有类似回声。

3. 肾窦撕裂

肾窦撕裂,肾外形明显增大,但包膜完整。肾窦扩大,外形不规整或回声散乱,与肾实质内不规则无回声区分界不清。肾盂内有积血时,显示肾窦分离扩张,无回声区内有浮动的点状回声或血凝块形成的团块。

4. 肾广泛性撕裂(复合型)

肾广泛性撕裂除有实质裂伤和肾窦撕裂表现外,患者患肾可呈完全性断裂或断裂成数块,而模糊不清。

(三)诊断与鉴别诊断

患者有腰腹部创伤史,并伴有血尿,结合声像图所见,对肾创伤的诊断较为容易。超声诊断本病除应注意观察肾的轮廓是否增大和完整,肾包膜有无局限膨隆和异常回声之外,还要仔细观察肾实质和肾窦部回声有无异常改变,以免漏诊。对Ⅱ型和Ⅲ型肾创伤,则应在观察上述内容的基础上仔细检查肾内血肿和包膜下血肿的位置、大小和范围,仔细寻觅肾裂伤与撕裂口的位置与大小。同时还应该注意检查其他脏器,如肝、脾及胰腺等脏器有无合并创伤。

部分因患有肾脏病变,如多囊肾、肾囊肿、肾肿瘤等,肾局部组织较脆弱,有时虽仅为较轻外伤,亦可导致较严重的肾创伤,超声显像时应注意这类患者的原有肾病变。在超声显像过程中,应结合 CDFI 检测,仔细观察疑似病变区域的血流情况,对诊断与鉴别诊断能提供较大帮助。

(四)临床意义

肾创伤多数经非手术治疗可以治愈。若重度肾创伤或合并有其他脏器的创伤,则应尽早采取相应的手术治疗。超声显像可迅速而准确地判断有无肾创伤和创伤的程度,同时还可根据肾创伤的声像图特征进行病理分型,为临床选择合理的治疗手段提供依据。超声显像检查的优点还在于:

(1)动态观察创伤后肾脏是否继续出血,或对肾创伤经非手术治疗后的转归情况进行观察。

(2)超声显像既能显示肾内和肾周围血肿的大小与范围,还可观察有无合并其他脏器的创伤。

(3)应用 CDFI 检测患侧肾小动脉的血流情况,如血管走行、有无血流中断或中断的位置等,对肾创伤患者肾功能的判断,尤其术前了解对侧肾功能的情况,具有重要价值。

十五、移植肾与并发症

(一)病理与临床概要

肾移植主要并发症是排异反应。其次为感染、血管狭窄、血栓、血肿、尿囊肿、急性肾衰竭、免疫抑制药引起的肾毒性反应等。排异反应分为超急性、急性排异反应和慢性排异反应。此外,肾移植后还可因感染引起肾盂肾炎、肾或肾周脓肿,吻合的输尿管受压或狭窄引起肾积水,肾血管狭窄、血管阻塞引起肾缺血、肾静脉血栓形成;还可因出血、渗尿、淋巴管阻塞出现血肿、尿囊肿和淋巴囊肿等。严重者可因急性排异或急性肾小管坏死导致肾衰竭。移植肾排异反应的临床表现多种多样。主要为全身乏力、发热、腹痛、尿量减少或无尿、水肿、高血压及移植肾增大等。合并感染或有其他并发症时,可出现相应的临床表现与体征。

(二)超声表现

1. 动态检测移植肾

为全面掌握与监测移植肾的变化,在移植后的当天和至少每隔 2~3 天进行 1 次超声显像检查,并详细记录移植肾的大小,动态检测移植肾动脉与各肾小动脉的血流频谱情况。2 周后可视情况减少检查次数。移植肾位于左侧或右侧髂窝内,上极靠外,下极向内,肾门向内偏后,凸缘向外偏前,紧贴腹壁,位置表浅,超声检查极为方便。

2. 正常移植肾

正常移植肾或移植肾轻度排异,经过及时的免疫抑制药物等治疗后,声像图表现肾轮廓正常或稍大,包膜清晰、光滑,皮质与髓质回声结构清晰,与正常肾相同。肾窦无分离扩张。肾门部输尿管壁回声略强,无扩张积水。肾动脉和静脉内膜光滑,腔内无异常回声,CDFI 可见移植动脉和静脉通畅,血流频谱正常。动脉 RI 数多数低于 0.7。

3. 移植肾并发症

(1)排异反应。

1)超急性排异反应:声像图显示肾轮廓无明显改变,内部结构欠清晰。皮质内有片状弱低回声区。肾周围可有渗出液体,呈无回声区。双功 CDFI 显示肾内动脉广泛狭,RI 与 PI 显著增大。

2)急性排异反应:肾轮廓快速异常增大(正常移植肾可慢慢增大,为代偿现象)。常用 2 个指标判断。其一,径线指标:移植肾各径均增大,前后径大于宽径时,即认为移植肾异常增大;其二,体积指标:移植肾体积在移植后 2 周内增大>25%,或突然增大,>25% 以上并持续 5 天以上者。肾体积可用多种方法算,简便的公式为校正椭圆公式 $V=0.5 \times L(长径) \times W(宽径) \times AP(前后径)$。

肾锥体增大：因髓质水肿而显著增大，回声减弱。髓质外形饱满，呈类似圆形，肾回声出现压迹。判断指标为：髓质的长＞其相对的肾皮质厚度。

肾窦回声异常：肾窦宽度相对变小，且回声减低，肾窦与肾实质的宽度比例＜1/2。排异较重者，肾窦与肾实质分界不清。肾血流异常：急性排异在组织学上可分为间质性排异反应和血管性排异反应，或为两者同时存在。通常后者对血流的影响比前者更大，甚至可导致肾小动脉广泛狭窄或闭塞。双功 CDFI 表现为肾动脉 RI 明显增大。一般认为移植肾动脉若 RI＞0.7，或动脉 PI＞1.5，即提示有急性排异反应。有较高的特异性。

急性排异反应时，还可出现肾包膜粗糙、回声增高或不均匀、实质内局限性无回声区、肾窦轻度扩张和肾周围积液等声像图表现。

3）慢性排异反应：早期肾轮廓增大，此后逐渐缩小。肾轮廓线粗糙不平，实质变薄，回声增高，实质与肾窦回声分界不清楚。晚期可难以分辨肾内结构。

慢性排异反应 CDFI 表现肾动脉管腔不同程度的狭窄，流速加快，弓状动脉血流显示欠清楚，肾血流 RI 增大的程度，远不如急性排异反应更为明显。

(2) 肾周围局限性积液：包括血肿、尿囊肿、淋巴囊肿等，超声较容易显示。但若准确定性诊断为血肿、脓肿或渗出液时，较为困难。对此，应用 CDFI 超声导向下穿刺抽吸液体可资鉴别。

(3) 感染：移植肾周围常可发生血肿、脓肿及尿漏继发感染。也有发生急性肾盂肾炎和肾脓肿者，但较少见。表现为肾周围有异常的无回声区，或出现肾盂积水征象，无回声区内多有可移动的点状低回声。

(4) 肾积水：肾移植术后输尿管炎症、狭窄或受压，均可致移植肾积水。表现为移植肾肾窦分离扩张，与通常肾积水相似。但应指出，移植肾肾窦轻微分离时，不可被视为病理性肾积水，而应做动态观察。

(5) 血管合并症：①移植肾动脉狭窄。常见于肾动脉吻合口处，也可见于肾动脉的远端。CDFI 可显示移植肾动脉局部血流速度异常加快，其近端血流速度则减慢。二维超声可见移植肾不同程度的萎缩。②移植肾静脉血栓。肾轮廓明显增大，肾静脉内可见低回声或弱回声附于管壁，CDFI 显示肾静脉局部血流不畅。

(6) 急性肾衰竭：病因颇多，但多为急性肾小管坏死所致，其次为移植肾排异反应，其他并发症也可导致急性肾衰竭。可借助超声对移植肾并发症的显示，用以寻找和鉴别急性肾衰竭的病因。例如，急性肾小管坏死肾轮廓增大，但内部回声无明显改变，据此可判断为有关疾病所致的急性肾衰竭。

(三) 诊断与鉴别诊断

超声显像依据肾移植不同并发症所具有的不同声像图表现，可对其大多数并发症做出较准确的诊断。需要指出的是，超声诊断移植肾不同并发症时，应密切结合临床表现、体征及其有关的实验室检查结果，才能确保超声诊断的可靠性，而不能盲目地做出结论。如超声显示移植肾肾窦分离扩张，是移植肾肾积水的征象。但经查阅文献，有超声显示肾盂少量积水，但肾功能仍然良好的报道。因此对移植肾肾盂轻度扩张的患者，判定是否有尿路梗阻，还值得商榷。

(四) 临床意义

移植肾各种并发症的发生，是导致肾功能损害乃至衰竭的主要原因，故早期明确移植肾排异与其他并发症的诊断,给予及时的治疗,是保证肾移植成功与否的关键问题。临床上用于诊断移植肾并发症的方法较多,但都缺乏固有的特征性。CDFI 能较清晰地显示移植肾内血管网络的灌注情况,根据双功多普勒频谱对移植肾的主动脉及其分支的血流检测,可对移植肾进行半定性与定量的血流动力学分析。研究结果表明,肾移植后早期肾小动脉的 RI 显著增大,对急性血管性排异的诊断意义较大。尽管近年来发现有其他疾病也可出现类似的检测结果,但 CDFI 结合二维超声对肾轮廓、内部结构及其回声情况的显像结果,较易于排除其他原因所致的 RI 显著增大。文献报道超声诊断与鉴别肾小管坏死和急性肾排异的符合率分别为 77% 和 93%。对移植肾并发血肿、脓肿、肾盂积水、淋巴管囊肿等,声像图上也能及时发现。因此认为,二维超声结合 CDFI 仍不失为一种值得信赖的诊断移植肾并发症的好方法。但应指出,超声诊断时,应密切结合临床病史、有关实验室检验和其他影像学检查结果,做综合分析,诊断结果方更为可靠。

超声显像诊断与鉴别存在困难时,在超声引导下进行肾穿刺活检,可最大限度地减少肾组织的损伤。对移植肾周围组织并发囊性病变者,超声引导下抽吸液体,能明确诊断其性质,并可进一步做引流与治疗。总之,应用 CDFI 和二维超声检查移植肾,既安全、方便,又可多次重复使用。特别是结合临床做动态观察,对于肾移植术后排异与其他并发症的诊断与鉴别诊断,具有重要的临床应用价值。

十六、肾周围炎与肾周围脓肿

(一)病理与临床概要

肾周围炎为肾周脂肪囊内发生的感染性炎症。若炎症继续发展形成脓肿时,则称为肾周围脓肿。脓肿可蔓延累及横膈和腰大肌等并使其形成脓肿。主要临床症状有寒战、高热和肾区饱满、胀痛,肾区明显压痛和叩击痛等。

(二)超声表现

1.肾周围炎

肾周围炎超声显示肾周围脂肪囊局限性增厚,形态不规则,回声减弱。病变累及腰大肌时,局部腰大肌肿胀,有明显的探头触压痛。做深呼吸时,患侧肾脏上下动度缩小。

2.肾周围脓肿

肾周围脓肿时超声显示肾脂肪囊局限性膨胀,其内可见椭圆形或带状弱回声或透声较差的无回声区,壁较厚,内侧壁较粗糙。改变体位或缓慢加压检查,实时观察可见弱回声或无回声区内有点状回声漂浮。肾脏可因脓肿的推压而变形或有移位。

(三)诊断与鉴别诊断

当超声显示肾周围脂肪囊局限性增厚或膨胀,内部有弱回声或呈无回声区,深呼吸时肾上下移动度减低或消失,局部有明显压痛的声像图改变时,确诊本病较为容易。对轻度肾周围炎,应经过与健侧肾和肾周围组织回声仔细的对比观察后,方可做出诊断。

需与肾周围脓肿鉴别的有以下疾病。

1.腰大肌脓肿

腰大肌脓肿有时可被错诊为肾周围脓肿。仔细观察可见腰大肌增厚肿胀,回声不均匀,肌束回声连续性破坏,其内无回声区与腰大肌回声无明显分界。上述均与肾周围脓肿有明显区别。

2.肾周围血肿

肾创伤后,肾周围形成血肿,声像图上有时难以与肾周围脓肿鉴别。前者表现为紧贴肾脏的无回声区,局部肾被膜回声不连续。若继发感染,可出现发热、腰痛等急性感染症状,酷似肾周围脓肿。但后者无创伤史,急性感染症状在前,声像图出现肾周围无回声区在后,况且肾包膜完整,鉴别诊断多无困难。

(四)临床意义

肾周围炎与肾周围脓肿临床较少见。因本病缺乏特征性临床表现与体征,临床上诊断本病较为困难。超声显像是诊断肾周围炎和肾周围脓肿的较好方法,不仅能提示肾周围炎和肾周围脓肿的诊断,而且能准确地显示脓肿的大小、位置及深度,从而为临床选择最佳切开引流的部位。对于非手术治疗的患者,应用超声显像做动态观察,既简便易行,又准确可靠。在超声引导下穿刺抽吸脓液或置管引流治疗肾周围脓肿,可避免损伤性较大的手术治疗方法。

第二节 输尿管疾病

一、输尿管超声解剖概要

输尿管是一对细长的管状器官,长 20～34cm,上端起自肾盂,下端终止于膀胱三角区。其管径粗细不一,平均为 0.5～0.7cm。输尿管全长分为腹段(上段)、盆段(中段)和膀胱壁段(下段)。

输尿管腹段位于腹膜后,起自肾盂输尿管连接部,沿腰大肌前面下降到跨越髂总动脉处;盆段自髂总动脉向下后内侧方移行,经过髂内血管和骶髂关节的前方,并经盆底的结缔组织直达膀胱底;膀胱壁段斜穿膀胱壁,在膀胱后方斜行向下内侧移行,终止于膀胱三角区的输尿管嵴外侧端输尿管口处。

输尿管全长的内径宽窄不一,每侧输尿管有多个狭窄部,其内径为 2mm 左右。第一狭窄位于肾盂和输尿管移行处,多见于自肾门到肾下方 4.5cm 之间;第二狭窄见于越过髂总动脉或髂外动脉处;第三狭窄为膀胱壁内段。输尿管狭窄部是结石阻塞的常见位置。输尿管最宽的位置多见于盆段(中段),内径可达 6.2mm。

二、输尿管超声检查技术

(一)装置

用于检查输尿管的超声显像仪有线阵式、凸阵式和扇形仪器。其中凸阵式和扇形便于加压检查排开肠管,用于显示扩张的输尿管及其病变。线阵式超声显像仪国内应用较普遍,因该种仪器与皮肤接触面积大,经背部途径检查可受肋骨的遮挡。如果使用得当,有时可获得连续的输尿管图像,并较凸阵式或扇形图像更为直观。

超声检查输尿管的探头频率多用 3.5MHz,对瘦小体形患者或小儿,采用 5MHz 频率的探头,可提高其分辨力。

（二）检查前准备

超声检查输尿管病变以空腹为宜。检查前患者饮 400～600mL 温开水，待膀胱充盈后检查。对肠胀气较重者，可在检查前夜服适量缓泻剂，或检查前服适量消胀药物。必要时检查前给予清洁灌肠。

（三）检查体位

1.俯卧位

经背部途径可作肾纵断面和横断面检查，对肾盂和输尿管扩张积水者，可在此体位上显示肾盂输尿管连接部，并向下实时追踪扫查输尿管腹段至髂嵴上部。

2.仰卧位

对疑诊有输尿管腹段、盆段梗阻性病变者，可取此体位。

（四）检查方法

1.经背部检查

俯卧位。首先作肾长轴断面，当显示肾窦扩张积水时，调整探头显示肾盂输尿管连接部的斜向内下断面。在此断面图上，可观察肾盂输尿管连接部扩张的程度和有无梗阻性病变，如输尿管结石、狭窄或肿瘤等病变。若该部输尿管扩张积水，可向下作纵断面滑行扫查，并不断调整检查角度，追踪扫查至髂嵴上部的腹段输尿管。检查过程中，重点观察输尿管第一狭窄部有无梗阻性病变。

2.经腹壁检查

仰卧位。嘱患者深吸气，作肋缘下斜断面。加压检查显示肾门后，缓慢向内侧下方移行，并将探头逐渐调整成纵断面方向，追踪显示输尿管至第二狭窄部。亦可分别在下腔静脉或腹主动脉外侧 1cm 左右处寻找扩张的腹段输尿管，向下追踪至第二狭窄部。膀胱壁段输尿管可在两侧髂总动脉内侧前方寻找，或由腹段输尿管追踪显示至盆段及膀胱壁段，并以充盈膀胱作为透声窗，显示膀胱壁段和两侧输尿管口。检查过程中着重观察结石易存留处，即输尿管的一个生理狭窄部。输尿管肿瘤或转移性肿瘤压迫则可发生在输尿管的任何部位，因此，应在扩张的输尿管中断处仔细寻找。

3.经直肠和经阴道检查

检查前在腔内探头表面涂少量耦合剂，套上避孕套，在套外再涂适量耦合剂，患者取左侧卧位双腿弯曲露出臀部，将腔内探头经肛门缓慢插入直肠内；已婚女性取截石位，将已准备妥当的腔内探头缓慢送入阴道内。男性在精囊腺的前方、女性在子宫颈外侧前方，寻找膀胱后方的盆段至膀胱壁内段输尿管，并可更加清晰地显示两侧输尿管口。当在扩张的输尿管中断处显示病变后，应用彩色多普勒可观察病变的血流和两侧管口部的尿流信号。

（五）检查注意事项

（1）患者肠胀气较重或肠道有较多的粪便，可影响超声显示效果。对此，检查前应作必要的肠道准备。

（2）对超声显示输尿管轻度扩张者，追踪显示远端扩张的输尿管及其梗阻性病变比较困难。若在膀胱高度充盈后检查，可进一步提高肾盂和输尿管管腔的压力，增加输尿管的扩张程度，从而有助于提高输尿管梗阻性病变的显示率。

（3）对输尿管膀胱壁段病变的检查，可因膀胱无回声区后方回声过强，而掩盖了病变的回声。

适当抑制远场增益,可以改善该段声像图的清晰度。

(4)输尿管病变的超声检查难度较大,作滑动移行检查时,不应操之过急,否则易使追踪显示的上端扩张的输尿管连续中断或漏诊较小的病变。

(六)声像图观察内容

(1)首先观察有无肾积水。对肾积水者,应向下追踪扫查,观察输尿管有无扩张,扩张的程度、范围和形态;扩张中断的位置有无梗阻性病变及其回声特征。

(2)观察输尿管无回声区的清晰度,有无点状或云絮状回声飘浮。

(3)对输尿管肿瘤,需观察周围组织有无肿瘤浸润及其他脏器有无转移性病灶。

(4)观察膀胱三角区处两侧输尿管口有无喷尿现象和喷尿的频率。

三、正常输尿管声像图

正常输尿管内径窄小,超声不易显示。对瘦体型或肾外型肾盂者,有时可显示肾盂输尿管连接部。嘱受检者膀胱充盈后检查,以膀胱作为透声窗,可显示输尿管膀胱壁段。声像图所见该两处输尿管均呈回声较高的纤细管状结构,其内径一般不超过5mm,管壁清晰、光滑,内为细条带形无回声区。

四、输尿管结石

(一)病因、病理

输尿管结石绝大多数由肾结石下降到输尿管所致。如有输尿管狭窄、囊肿或其他梗阻因素或结石过大,结石不能顺利排出,长期在输尿管内稽留、增大,甚至继发感染。输尿管结石的危害性主要是造成尿路梗阻。若继发感染,肾损害程度明显加重。

肾绞痛和镜下血尿是输尿管结石最常见的症状。上段输尿管结石的绞痛部位发生在肾区,随着结石下移,绞痛部位也下移到下腹部,甚至放射到外阴部和大腿内侧部。

(二)超声表现

二维声像图见患侧肾盂分离,输尿管内径扩张大于4mm。自肾盂向下追踪扫查,可见输尿管内的结石强回声,呈椭圆形或颗粒状,伴有声影,为典型的尿酸结石。草酸盐结石往往仅见到输尿管内弧形回声伴后方明显声影。输尿管小结石仅伴淡声影,容易漏诊,检查时,须抑制增益才能显示。

(三)临床价值

声像图呈现输尿管扩张和典型的结石强回声伴声影者,可以确定为输尿管结石。透光结石及3~5mm不透光小结石,X线和CT不能显示或显示有困难,超声容易显示。MRI不能直接显示结石,但可显示输尿管积水和结石梗阻处的充盈缺损,故超声是输尿管结石诊断的首选方法。但是未见输尿管扩张也未发现结石强回声者,不能排除输尿管结石的存在,这是因为结石毛糙等原因,未造成梗阻,加之肥胖、腹胀等致使结石显示困难。

五、输尿管囊肿

(一)病因、病理

输尿管囊肿是一种先天性反常,输尿管出口向膀胱腔膨出呈囊肿状,壁薄,由于输尿管出口甚小,一次输尿管蠕动流下的尿液,来不及自出口流出,致使囊肿膨起增大。在输尿管蠕动间歇期,尿液不断地自出口流出,囊肿渐次缩小。如此反复,久之,使囊的容量越来越大,囊壁在排尿时随尿流向尿道内口,堵住尿道,影响排尿。女性甚至出现囊肿在排尿时自尿道口脱出,排尿后又回缩进膀胱的现象。输尿管囊肿可引起同侧肾、输尿管积水,常并发囊肿内结石。囊肿大到影响排尿时,也导致对侧肾、输尿管积水。输尿管囊肿常为两侧性,但程度可不一。

输尿管囊肿早期无症状,晚期出现排尿困难、尿潴留,直到出现尿毒症,合并囊肿内结石者出现血尿,合并尿路感染时,有脓尿、血尿、尿频、尿急尿痛、发热等症状。

(二)检查方法

适度充盈膀胱,经腹探测,作纵切和横切,在三角区观察输尿管出口的喷尿和其喷尿前后的改变,一旦发现输尿管囊肿,应检查囊肿内有无结石。要注意,在平卧时,囊肿内结石会进入输尿管内,必要时嘱患者翻身取向健侧卧位,再作探测。大囊肿应在排尿时检查,观察囊肿是否影响排尿。

(三)超声表现

输尿管囊肿的声像图是,在膀胱三角区输尿管出口处有囊状膨出,壁纤薄,随输尿管排尿有增大、缩小改变,可出现在一侧或双侧。超过一定大小(>4cm)时,喷尿不再引起其大小改变。更大的囊肿,形态变为不规则,甚至呈膜状漂浮于尿液中,咳嗽或腹部用力时,可使囊腔突然增大。排尿时,囊肿堵住尿道内口。

检查肾和输尿管,患者有不同程度的肾、输尿管积水现象。彩色多普勒血流图不能检出正常输尿管喷尿,但有时见细小尿流自囊肿的某处喷出。排尿时堵住尿道的大囊肿,可见对侧肾、输尿管也有程度不等的积水表现。

(四)临床价值

早期输尿管囊肿症状不明显,等到出现症状时往往已有肾、输尿管积水,甚至已出现尿毒症。膀胱镜检查虽然可以早期发现本病,但是不会对无症状者做出此种检查。静脉肾盂造影可检出本病,但对晚期病例,肾功能损害者,就无能为力。超声可检出早期病例,也可对晚期病例做出明确诊断。超声为本病的首选检查方法。

六、巨输尿管

(一)病理

巨输尿管是一种少见的先天性疾病,由输尿管末端功能性梗阻所引起,单侧发病多见,双侧少见。其病因至今未明,有学者认为本病是由于输尿管末端缺乏副交感神经分布或缺乏纵形肌而造成该段输尿管蠕动减弱或消失,导致尿液引流障碍而致输尿管显著扩张和肾积水。

病理表现:输尿管显著扩张,管壁薄而光滑,末端功能性梗阻段输尿管管腔正常。

(二)临床表现

巨输尿管无特异性症状。输尿管扩张显著者可于患侧腹部触及肿块,合并感染时可出现发热或膀胱刺激症状等。

(三) 声像图表现

(1) 患侧输尿管显著扩张，以中下段为主，呈迂曲状走行，内径多为 2～5cm，甚者可达 10cm 以上。

(2) 患侧肾脏轮廓增大，肾盂肾盏多为轻、中度积水。

(3) 输尿管扩张程度与肾积水程度不成比例。

(4) 扩张的输尿管管壁光滑，内为透声良好的无回声区。

(5) 合并结石者，输尿管无回声区内可见强回声光团伴声影。

(6) 合并感染或输尿管内有出血时，可于扩张的输尿管内见中低回声光点或光斑漂浮。

(四) 鉴别诊断

巨输尿管与输尿管反流鉴别：前者由输尿管末端功能性梗阻所引起，后者由输尿管膀胱连接部活瓣不全、下尿路梗阻、神经性膀胱功能障碍所引起；前者多为单侧性，后者多为双侧性；前者输尿管有蠕动，后者无蠕动；前者膀胱无异常，后者一般有小梁小房和残余尿；前者输尿管出口正常，后者输尿管出口敞开扩大。

(五) 临床价值

巨输尿管临床较为少见，由于缺乏特异性临床表现和体征，常由临床疑诊为泌尿系其他疾病时而被影像学检出。可用于检查本病的影像学有静脉尿路造影、逆行尿路造影、CT、MRI 和超声等。静脉尿路造影对患侧肾功能损害者可不显影或显影不佳，对碘过敏者禁忌检查；逆行尿路造影为有创检查；常规 CT 为横断面成像，三维重建可显示全程输尿管，但薄层扫描对患者的损害较大，且费用较高；MRI 价格昂贵，不作为常规检查。超声扫查不如尿路造影和 MRI 获得的影像直观，但具有无害、无创、价廉、准确、迅速等优点，还可鉴别引起输尿管扩张的其他疾病，同时还可观察患侧肾积水多寡和肾脏结构回声变化而大体判断肾功能受损情况，为临床制订治疗方案提供重要依据。

七、输尿管狭窄

(一) 病因、病理

输尿管狭窄可由多种疾病引起，多数为先天性肾盂输尿管连接部狭窄，其次为输尿管膀胱交界处狭窄，也可由膀胱、神经系统、下尿路梗阻和盆腔内脏器术后等因素引起。先天性输尿管狭窄的病理改变多见于狭窄段肌层肥厚、发育不良和纤维组织增生。狭窄近端的输尿管明显扩张，并可导致不同程度的肾积水。输尿管严重狭窄，因尿流排出受阻，可引起重度肾积水；输尿管轻度狭窄，尿流可缓慢排泄，仅引起轻度肾积水。先天性肾盂输尿管连接部狭窄主要见于小儿，也有少数见于成年人的文献报道。输尿管炎性狭窄多见于中老年人，仅少数可见于青少年。

(二) 临床表现

主要表现为腰、腹部酸痛或胀痛。肾积水较重的患者，可于患侧上腹部触及肿块。继发感染时，可出现发热和膀胱刺激症状等。

(三) 声像图表现

患侧肾轮廓增大，肾盂、肾盏扩张，内为透声较好的无回声区。肾盂输尿管连接部狭窄，行肾门斜向断面扫查，显示肾内无回声区至盂管连接部，腔隙逐渐变窄或突然中断；输尿管腹段或盆段狭窄,近端输尿管和肾盂均有不同程度的扩张和积水,狭窄部管腔变细或中断;输尿管膀胱壁内段狭窄,输尿管盆段、腹段均有不同程度的扩张,通过膀胱无回声区实时观察狭窄部,无梗阻性病变回声存在,而可显示管腔逐渐缩窄,管壁回声相对增高。

双侧肾积水既可因先天性输尿管狭窄引起,也可因输尿管炎性狭窄所致。前者多见于婴幼儿,也可见于青少年。后者主要见于中老年,并且常见于患有前列腺增生症、慢性膀胱炎、神经源性膀胱或泌尿系统结核引起的膀胱挛缩等。声像图显示膀胱黏膜水肿、增厚,表面不光滑,尤以三角区更为明显。病情较重者,可见膀胱黏膜表面有许多个小梁或形成多个假性憩室,两侧管口部黏膜水肿增厚,出口部狭窄。

根据声像图所见肾盂的类型(肾内型或肾外型肾盂)、肾积水的程度、狭窄段近端输尿管扩张的不同程度等,将输尿管狭窄的声像图分为以下四种类型。

Ⅰ型:"莲蓬"形,主要见于肾外型肾盂患者,输尿管连接部狭窄,肾盂大部分突出肾外,虽肾盂积水的程度比较重,但肾盏积水程度相对较轻,因此,肾实质受压变薄的程度也相对较轻,其外形类似莲蓬状。对此在肾门部行横向斜向内下断面的实时扫查,可显示狭窄段管壁回声增高,呈等号样改变。

Ⅱ型:"菊花"形,肾内型肾盂,输尿管较高位置狭窄,由于肾盂扩张受限,因此,肾盂扩张程度较轻,而各肾盏均明显扩张、积水,肾实质蹦受扩张肾盏的压迫,明显变薄或萎缩。对此行肾门部横断面实时扫查,可见肾门部有轻度内凹,其外形类似"菊花"样。

Ⅲ型:"圆柱"形,输尿管的较低位置狭窄,而且狭窄的程度较重。肾盂、肾盏和狭窄段以上输尿管均明显扩张积水,沿扩张的输尿管向下追寻扫查,可见扩张的输尿管至狭窄处突然中断,其外形类似圆柱状,输尿管中断处无其他梗阻性病变。

Ⅳ型:"鼠尾"形,主要见于输尿管下端狭窄,狭窄的程度比较轻。显示肾积水后,沿扩张的输尿管向下迫近扫查,可见输尿管管腔逐渐变窄,狭窄段管壁回声增高呈"鼠尾"状。

(四)诊断与鉴别诊断

输尿管狭窄的声像图表现无特异性,多数为尿路梗阻的征象。往往是在超声检查显示肾积水后,追踪扫查输尿管中断的位置,若狭窄部未显示输尿管肿瘤、结石、囊肿等,狭窄段呈等号样改变,输尿管周围又无外在病变压迫时,便可诊断为本病。通常盂管连接部狭窄的声像图表现较有特征性,如肾盂、肾盏扩张积水,行盂管连续性扫查可见此断面无回声区逐渐缩窄或突然中断,其外形似莲蓬或倒梨状;超声诊断输尿管腹段或盆段狭窄时应慎重,因该部受肠胀气影响较重,需反复检查,仔细观察,当排除输尿管结石、肿瘤或突入膀胱腔的输尿管囊肿等病变后,方可考虑输尿管狭窄的可能。

输尿管炎性狭窄主要见于盆段和膀胱壁内段,多数为膀胱内因素,如膀胱内结石、肿瘤、异物留置导尿管时间过久等,诱发引起的急性或慢性膀胱炎;其次为膀胱颈部以下的尿路梗阻疾病,极少数为神经系统损害所致,如神经系统或盆腔内脏器疾病手术后,损伤了支配膀胱的神经,进而引发膀胱炎。因此,对已经超声诊断为输尿管下段狭窄者,还应按常规仔细观察膀胱、前列腺和膀胱颈部以下的尿路,判断有无与其有关的病变。

(五)临床价值

在超声检查用于临床以前,IVP和逆行尿路造影是诊断输尿管狭窄的首要方法。由于患本病者多因肾功能受到一定程度损害,而显影不佳或不显影。逆行尿路造影对输尿管狭窄的诊断意义较大,但本病多见于小儿,常因其检查中不能合作,临床应用受到限制。超声检查不受上述因素的影响,相反,肾积水较重的患者,狭窄部近端输尿管扩张尤为明显,在其衬托下,超声更容易显示狭窄的位置。对超声难以确诊的患者,在超声引导下经皮肾盂穿刺顺行造影,多可明确诊断。对于病史较长或肾积水较重的输尿管狭窄患者,应用超声观察肾皮质的厚度和回声强度,可大体判断肾功能的情况。除此之外,在超声引导下作肾盂穿刺,抽吸肾积水后,动态观察肾内无回声区再现的情况,对预测术后肾功能是否能够恢复而采取相应的治疗方案,临床价值更大。

尽管有时声像图显示输尿管狭窄不如静脉和逆行上尿路造影更为直观,尤其对输尿管狭窄范围的显示较为不易。但是超声可以很敏感地检出肾盂积水,并根据输尿管扩张与狭窄的声像图表现,提示输尿管狭窄的位置与狭窄的程度,从而为临床诊治本病提供较为可靠的依据。

八、双输尿管

中肾管发出双输尿管芽,如果输尿管芽均位于正常位置附近,则形成无症状的双输尿管。双输尿管常引流重复肾,重复肾、双输尿管常并发各型输尿管异常。

超声表现:重复肾改变,扩张的输尿管常引流积水的上半肾,超声可追溯扩张输尿管全程。输尿管末端可狭窄、开口异位或输尿管囊肿。下半肾一般无积水,下半肾的输尿管无扩张,超声不易显示全程,仅可见末端入膀胱处。而在静脉肾盂造影(IVP)上可显示正常的输尿管,看不到扩张的输尿管。若上半肾输尿管囊肿巨大,可压迫下半肾输尿管开口,造成肾盂积水。不完全性双输尿管(Y形输尿管)不扩张时仅在IVP时发现,扩张时用高频探头仔细追溯输尿管全程,可见其合二为一。输尿管畸形可为多重。

九、下腔静脉后输尿管

(一)病因与病理

正常输尿管向下移行于腰大肌之前、下腔静脉的外侧。腔静脉后输尿管为胚胎期下腔静脉发育反常所致,即输尿管自盂管连接部以下,向下内侧走行,从下腔静脉后方绕至前方后,再回归到正常输尿管的走行位置。本病在输尿管走行过程中,由于受腔静脉的压迫,输尿管局部狭窄导致近端输尿管扩张和患侧肾不同程度的积水。临床多见于男性,男与女之比为3:1。

(二)临床表现

常见于右侧腰腹部胀痛,少数可出现肾绞痛,约有1/2以上的患者伴有镜下血尿,少数有肉眼血尿。继发尿路感染时,可有发热和膀胱刺激症状等。

(三)声像图表现

右侧肾轮廓轻度增大,肾窦分离扩张,内径2cm左右,追踪扫查可见输尿管上段扩张,内径多为1cm左右,输尿管上段向下内侧、腔静脉后方走行,管腔变窄并消失。一般难以显示输尿管经由腔静脉后方绕向前外侧的中下段输尿管。

(四)诊断与鉴别诊断

虽然腔静脉后方输尿管具有右肾积水并伴有上段输尿管扩张的声像图征象,但是由于超声检查前不了解该患者输尿管的走行反常,因此,仅单纯依据声像图表现,很难做出腔静脉后输尿管的诊断结论,多数以显示肾积水而告结束或被错诊为输尿管狭窄。对此,若能结合 IVP 检查结果,并根据造影显示输尿管的走行方位追踪扫查,对诊断可提供一定的帮助。

(五)临床价值

腔静脉后输尿管临床少见。由于本病缺乏典型的临床表现而诊断困难。目前 IVP 是诊断本病的最有效方法。固然超声可显示右肾积水和上段输尿管扩张,并可显示输尿管上段朝向腔静脉后方走行,但最终诊断结论还需依赖 IVP 检查。尽管如此,随着超声检查技术的提高和诊断经验的积累,当显示上述声像图改变并排除输尿管结石、肿瘤及狭窄的诊断后,可提示有无本病的可能,以便为临床选择较敏感的影像学检查提供依据。

十、输尿管肿瘤

(一)病因、病理

据统计,输尿管肿瘤最多见于移行细胞乳头状癌,约占 80% 以上;较少见的有鳞状细胞癌,约占输尿管原发癌的 6% 左右,腺癌更为少见;偶见于输尿管平滑肌肉瘤、淋巴肉瘤等。输尿管良性肿瘤临床罕见,以往文献报道有乳头状瘤、平滑肌瘤及息肉样病变等。

输尿管与肾盂、膀胱和尿道均覆盖着尿路上皮,在解剖学上为既连续又分开的器官。尿内如果有致癌物质,便可能引起任何部位的尿路上皮肿瘤,或尿路上皮多器官发病。输尿管肿瘤多数发生于中下段,仅少数见于输尿管上段。输尿管肿瘤可源于肾盂移行细胞癌的浸润、播散与种植,也可因尿路上皮性肿瘤经淋巴和血行扩散所致。肿瘤多呈浸润状生长,也可见于呈乳头状改变者。

(二)临床表现

输尿管肿瘤多见于 40~70 岁的中老年,男与女之比为 3:1。主要临床表现为无痛性肉眼或镜下血尿,少数因尿路梗阻而引起腰、腹部疼痛。当有血块通过输尿管狭窄部时,可发生肾绞痛等。

(三)声像图表现

患侧肾轮廓不同程度增大,肾盂肾盏扩张积水,病变段以上输尿管扩张。声像图显示肾积水后,沿扩张输尿管向下移行扫查,可于扩张输尿管中断的位置,显示乳头状或结节样回声突入输尿管腔内。发生在输尿管下段的肿瘤,可浸润输尿管口或突入膀胱腔内。

根据输尿管肿瘤的病理改变,并结合肿瘤的发生位置、大小、形态和浸润深度,将输尿管肿瘤的声像谱归纳为以下四种类型。

1.局灶型肿瘤

局灶型肿瘤显示肾积水后,沿扩张输尿管向下扫查,在输尿管中断的位置显示乳头样低回声结节,表面不光滑,突入管腔内。

2.浸润型肿瘤

浸润型肿瘤多见于中度肾积水,肿瘤上段输尿管扩张较为明显,病变区域输尿管粗细不均,管壁内膜增厚,表面呈结节样并突入管腔内,内部回声高、低不均匀,管腔狭窄或中断,结节回声与输尿管肌层分界不清,管壁有僵硬感。

3.广泛浸润型肿瘤

声像图所见多为中度以上肾积水,显著扩张的输尿管中断区域管壁不规则增厚,并可见大小不等的结节环绕管壁,并与其周围的组织或脏器分界不清。常见于输尿管中下段较大的肿瘤结节浸润输尿管口,并突入膀胱腔。

4.广泛浸润转移型肿瘤

除具有广泛浸润型输尿管肿瘤的声像图表现外,同时可显示腹腔与腹膜后淋巴结肿大和远处脏器的转移病灶。

(四)诊断与鉴别诊断

超声诊断输尿管肿瘤始于显示肾积水,在此基础上,沿扩张的输尿管向下追踪扫查,在输尿管管腔逐渐变窄或中断的位置提示到管壁增厚,管腔内有乳头状回声突入管腔内,或管壁增厚,表面呈结节样改变,经仔细观察,当排除输尿管其他病因梗阻引起的肾积水后,结合患者有持续无痛性血尿,便应考虑输尿管肿瘤的诊断。超声明确诊断后,尚应注意观察肿瘤与周围组织和脏器的边界是否清晰,输尿管周围有无淋巴结肿大等。超声诊断本病应注意与输尿管结石、输尿管纤维化、周围肠管等鉴别。

(五)临床意义

应用超声诊断输尿管肿瘤为近些年来经过研究而逐渐成熟起来的影像学方法之一。同其他影像学检查一样,超声检查是在显示肾积水和患侧输尿管扩张之后,追寻扫查输尿管肿瘤的发生部位、大小、形态和浸润范围。超声对伴有肾积水的输尿管肿瘤,多数能确定输尿管的梗阻位置并明确梗阻的病因,可作为临床诊断输尿管肿瘤的有效手段。在超声诊断过程中,对无痛性肉眼血尿病史的患者,当显示有肾积水和输尿管扩张时,排除肾和膀胱肿瘤以后,应考虑输尿管肿瘤的可能。对于超声诊断与鉴别存在困难时,进一步选择其他影像学检查,能达到更好的诊断效果。

第三节 膀胱疾病

膀胱为一盆腔囊状储尿器官,膀胱内的尿液是最佳的超声透声体,非常有利于超声诊断。现代超声仪器可全面评价膀胱疾病的形态结构及血流动力学的改变。目前,2DUS仍为超声诊断膀胱疾病的主要方式,高分辨率的2DUS可准确显示膀胱病变的数目、大小、位置、形态及可否移动,可使绝大多数膀胱疾病获得准确诊断。CDFI可显示膀胱肿瘤的血流特征,对其诊断和鉴别诊断有帮助。

一、膀胱超声解剖概要

膀胱为一肌性囊状储尿器官,位于盆腔前部,系腹膜外器官。膀胱伸缩性很大,其形状、大小、位置存在较大变化,与性别、年龄及膀胱充盈程度有关。膀胱空虚时完全位于盆腔内,呈扁圆形;充盈时则可出盆腔,呈近似椭球形或球形。小儿膀胱较成人膀胱的位置高。

膀胱分膀胱顶、膀胱体、膀胱底及膀胱颈四部分,各部位之间分界不明显。朝向前上的尖端部分为膀胱顶,朝向后下的膨大部分为膀胱底,顶底之间为范围较大的膀胱体部,耻骨联合后方的膀胱体与尿道内口相连接处为膀胱颈。膀胱底部的三角区由两侧输尿管口和尿道内口组成,是膀胱肿瘤的好发部位。在超声影像中,膀胱各部无明显界限,故超声除将膀胱大致分为上述四部分外,还可将膀胱细分为前壁,后壁,左右侧壁,底部的三角区等,便于膀胱病变的准确定位。

膀胱的前方为耻骨联合及下腹壁,两侧前部为髂腰肌,后部为闭孔内肌。男性膀胱后方与前列腺、精囊腺、输精管和直肠相邻,女性膀胱后方与阴道、子宫相邻。膀胱上方隔腹膜与小肠为邻。

膀胱壁由黏膜、黏膜下层、肌层和浆膜四层组成。膀胱排空时膀胱壁不平,较厚,形成黏膜皱襞;膀胱充盈时膀胱壁比膀胱尖滑,厚度不超过1mm,黏膜皱襞消失。膀胱黏膜为移行细胞上皮;膀胱肌层由平滑肌组成,内外两层为纵行肌,中层为环行肌。正常成人的膀胱容量为350～500mL,最大可达800mL。老年人膀胱肌肉松弛,膀胱容量较大。尿潴留时膀胱容量可达1000～2000mL或更多。正常人在排尿后膀胱残余尿量应小于10mL。

二、膀胱超声检查方法

(一)超声仪器

超声诊断仪应采用实时超声显像系统,以具备二维超声显像(2DUS)、频谱多普勒(SD)、彩色多普勒血流显像(CDFI)等多功能超声显像系统为更佳。超声探头根据不同的扫查途径可作相应的选择:经腹壁膀胱检查多选用凸阵探头或扇扫探头,以凸阵探头最佳,探头频率:成人选择2.5～3.5MHz,小儿和体瘦的成人可用5MHz;经尿道和经直肠膀胱检查应选用专用的经尿道和经直肠腔内探头,探头频率为5.0～10.0MHz。

(二)检查前准备

1.经腹壁检查

检查前1～2h,患者应适度饮水,必要时口服利尿剂,使膀胱适度充盈。

2.经尿道检查

检查前无须充盈膀胱,须按膀胱镜检查作常规准备。

3.经直肠检查

检查前应排便或清洁灌肠,膀胱内有少量尿液即可。

(三)检查方法

1.经腹壁膀胱检查

患者仰卧位,充分暴露下腹部至耻骨联合上。超声探头置于耻骨上方作纵向、横向及斜向扫查,探头向各方向移动或侧动,顺次检查膀胱各部,务必扫查到膀胱的每一部位。扫查时应注意观察膀胱形态是否对称,有无内凹外凸;膀胱内有无异常回声及其位置、动度,与膀胱壁的关系;膀胱壁黏膜面是否光滑、整齐。观察前壁时应使用近场聚焦,观察后壁时应把远场增益适当降低,以减少各种伪像的影响。顶部或颈部扫查时探头应向头侧或脚侧呈一定角度倾斜扫查,否则容易漏检该部位的病变。

2.经尿道膀胱检查

患者排尿后取膀胱截石位,首先行常规膀胱镜检查,再换上专用的膀胱腔内超声探头,插入膀胱后注入适量氯化钠溶液,行360°径向扫查,依次由外向里进入,全面观察膀胱各壁的结构。此方法主要用于膀胱肿瘤的分期判断。

3.经直肠膀胱检查

患者取膀胱截石位、胸膝卧位或左侧卧位,将专用直肠探头套上避孕套,涂少许润滑剂(液状石蜡或耦合剂)缓慢插入直肠内,行纵向和径向扫查。主要用于观察膀胱颈部及膀胱三角区结构。膀胱上部及女性患者此方法受限制。

(四)膀胱容量和残余尿量的测定

膀胱容量的测定目前尚无理想的计算公式,目前常用的计算公式的平均误差在25%左右。

1.椭圆体公式

膀胱容量$(V)=0.5\times D_1 \times D_2 \times D_3$,$D_1$、$D_2$、$D_3$分别为膀胱最大上下径、前后径和左右径。膀胱尿量越多,形态越近似椭圆体,计算误差越小,该公式适用于膀胱尿量较多的情况。

2.Holme法

膀胱容量$(V)=5\times P\times H$,P为膀胱最大横切面的面积,H为膀胱的高度(即上下径)。

3.三维超声成像

实时五维超声成像和三维超声重建成像测量膀胱容量较其他方法准确,有报道,其误差在5%以内,是目前比较理想的计算膀胱容量方法。不足之处是,具备该功能的超声仪器较昂贵,不宜普及使用。

三、正常膀胱声像图

(一)超声表现

1.二维超声

各种超声扫查途径均显示膀胱内尿液为清晰的无回声表现。膀胱充盈时,膀胱壁呈平滑的高回声光带,厚度不超过1mm;膀胱充盈不足时,膀胱壁较厚,黏膜表面毛糙。高分辨率超声图像可分辨膀胱壁的结构,即呈高回声的黏膜层、浆膜层及中等回声的肌层。膀胱充盈时横切面呈圆形、椭圆形或四方形,纵切面略呈三角形。男性膀胱后壁稍向后凸,女性膀胱后壁因子宫压迹而略向内凹陷。正常输尿管口在膀胱底部三角区两侧呈小丘状隆起,若输尿管内尿液与膀胱内尿液比重相差超过0.01时,可显示输尿管口喷尿现象,即连续的高回声的光点流呈间歇性喷射入膀胱,由输尿管口喷射至对侧前方。排尿后膀胱内应基本无尿液残留。

正常膀胱内常见三种超声伪像:

(1)腹壁混响伪像。膀胱前壁与超声探头的二次反射,使腹壁回声倒映在膀胱内,使膀胱前壁模糊不清。

(2)肠气旁瓣伪像。膀胱上方和两侧回声强的肠内气体容易产生该伪像,呈弧形强回声显像在膀胱内,呈"披纱"征或"狗耳"征。

(3)切面厚度伪像。在膀胱深部常有类似假月泥的模糊回声。这些伪像可以应用动态聚焦、降低增益、变换不同切面扫查来克服或识别。

2.彩色多普勒超声

膀胱充盈时正常膀胱壁内不易显示血流信号,可能与仪器灵敏度有关。CDFI可显示输尿管口喷尿,尿流呈红色,其形态、频率和喷射方向两侧应基本对称,喷尿形态呈"火焰"状,两侧喷尿频率相差不显著,有人观察,频率为(3.1 ± 1.0)次/min。

(二)临床价值

2DUS可准确显示膀胱的大小、形态及膀胱壁结构。CDFI检查输尿管口喷尿是一种无痛性、无放射性的检查方法,可筛选输尿管梗阻性疾病。若无输尿管梗阻存在,可根据排尿频率估计患侧肾功能情况。

四、膀胱肿瘤

(一)病因、病理

膀胱肿瘤是泌尿系最常见的肿瘤。膀胱肿瘤分上皮性肿瘤和非上皮性肿瘤两大类。上皮性肿瘤占95%以上,其中90%为移行上皮细胞癌和乳头状瘤,其次为鳞状上皮细胞癌和腺癌,且绝大多数为恶性。非上皮性肿瘤仅占2%~5%,由间叶组织发生,以良性为主,包括膀胱血管瘤、纤维瘤和平滑肌瘤等;恶性肿瘤多数为肉瘤,好发于婴幼儿。膀胱肿瘤好发于膀胱三角区,其次为两侧壁,发生在顶部者较少见。其形态多样,呈有蒂的乳头状、绒毛状及分叶状肿瘤,以及无蒂的结节状浸润性肿瘤。膀胱肿瘤主要经淋巴途径转移,也可局部浸润累及前列腺、精囊、子宫及腹膜后,晚期出现血行播散。

膀胱肿瘤多见于50岁以上的成年人,男性多于女性,男女比例约为4:1。主要临床症状为间歇性或持续性无痛性全程肉眼血尿。膀胱原位癌则常为镜下血尿,非上皮性肿瘤血尿不明显。有的患者可出现膀胱刺激症状,即尿频、尿急和尿痛,当有肿瘤或血凝块堵塞尿道内口时,可出现排尿困难和尿潴留。

(二)检查方法

膀胱肿瘤好发于膀胱三角区,前壁和顶部的肿瘤易遗漏,观察时应特别注意。因为移行上皮肿瘤有多中心发生的倾向,应同时检查肾脏和输尿管。对于浸润性膀胱肿瘤,扫查范围应扩大到盆腔、腹膜后及肝脏等。

2DUS应多切面扫查,用十字交叉扫查法确定肿瘤的具体位置,着重观察肿瘤的数目、大小、位置、形态、回声、是否移动及肿瘤基底浸润膀胱壁的情况。CDFI显示膀胱血流时,要求膀胱充盈适度,切勿膀胱充盈过度,以免肿瘤受压及距离加深,影响肿瘤血流的显示。

(三)超声表现

1.二维超声

(1)膀胱壁增厚,膀胱肿瘤绝大多数为局限性增厚,呈低回声或中等强回声光团向腔内突起,边缘清晰,后方无声影,改变体位不移动或轻微晃动。少数为膀胱壁弥漫性增厚。

(2)肿瘤形状多样化,呈乳头状、结节状、菜花状或不规则状,个别肿瘤为地毯状。

(3)乳头状瘤和分化良好的移行上皮乳头状癌,瘤体较小,多由瘤蒂与膀胱壁相连。较大肿瘤或分化较低的肿瘤,瘤蒂粗短或基底较宽,呈浸润性生长,为无蒂肿瘤。

(4)部分肿瘤的表面有钙盐沉积,表现为局部强回声和后方淡声影。应注意与膀胱结石相鉴别。

2.多普勒超声

(1)彩色多普勒CDFI可显示膀胱肿瘤基底部及内部的血流。膀胱肿瘤内血流呈点状、线棒状及分支状血流信号,呈红色或蓝色血流,较大的肿瘤内血流为红蓝相伴的动静脉血流。膀胱肿瘤血流的显示率和显示范围与膀胱肿瘤的大小有关,文献报道,膀胱肿瘤的血流显示率在95%以上。

(2)频谱多普勒:在CDFI的引导下,频谱多普勒可检测到肿瘤内多为低中速中等阻力的动脉血流,文献报道,瘤内动脉收缩期峰值流速PSV为(22.3 ± 57.1)cm/s,RI为0.67 ± 0.23。也可检测到静脉血流频谱。

(四)诊断与鉴别诊断

膀胱内出现与膀胱壁相连且不移动的软组织肿块,可诊断为膀胱肿瘤。须与下列疾病鉴别。

1.膀胱内血凝块

膀胱内血凝块扁平且体积大,与膀胱壁不连,改变体位后向重力方向移动,而膀胱肿瘤则没有此现象。较大的血凝块上述表现不显著,可用CDFI观察内部无血流信号来判断。

2.膀胱结石

膀胱结石具有典型的强回声和声影,并且可随体位改变而移动,一般容易区别。特殊的膀胱缝线结石表现为贴壁且不移动,呈"吊灯样"改变,要结合患者具有膀胱手术史,CDFI示内部无血流来判断,如仍诊断困难,可动态观察其变化。

3.前列腺内腺增生

前列腺内腺增生向膀胱内膨出,酷似膀胱肿瘤,但膨出部表面光滑,高分辨率声像图可显示表面膀胱壁的结构,且膨出部内回声与增生的前列腺内腺回声一致、连续,CDFI可显示内部血流与前列腺血流延续;而膀胱肿瘤表面不平,基底部多与前列腺分界清楚,可以鉴别。

(五)临床价值

超声显像能准确判断膀胱肿瘤的数目、大小、形态、位置及浸润膀胱壁的深度,有助于肿瘤的分期。可根据肿瘤的形态、基底宽窄及浸润壁的程度估计肿瘤的良恶性及恶性程度。膀胱镜检查仍为膀胱肿瘤的主要诊断方法,但在大量血尿、尿道狭窄、炎症等不宜做膀胱镜检查时,超声检查可弥补膀胱镜的不足。对于小于0.5cm的肿瘤和膀胱颈部肿瘤,超声容易漏诊,目前尚无法替代膀胱镜检查。

五、膀胱结石

(一)病因、病理

膀胱结石常继发于下尿路梗阻。前列腺增生是最常见的原因,其他原因有肾结石下落、尿道狭窄、膀胱憩室、膀胱异物、膀胱感染及神经源性膀胱等。膀胱结石表面较光滑,多呈卵圆形,其成分多为草酸钙、磷酸盐和尿酸盐混合而成。由于结石对膀胱黏膜的机械刺激和损伤,容易引起感染和出血。本病男性明显多于女性,主要症状有排尿时剧痛、尿频、尿流中断、脓尿及血尿等。

(二)超声表现

2DUS显示膀胱液区内见单个或多个强回声光团或弧形光带,呈卵圆形。结石大小不等,白米粒大小至5cm不等。结石后方有声影,小于3mm的结石常无声影。结石随体位改变向重力方向移动。

膀胱疾病手术后,在手术切口处有可能形成膀胱缝线结石,表现为贴壁的强回声且无明显移动,呈"吊灯样"改变,形状不规则,常出现在膀胱前壁或三角区。

(三)诊断与鉴别诊断

具备上述超声表现可明确诊断膀胱结石。对于不随体位移动的缝线结石,根据其常出现在前壁或三角区,并有手术史可以判断。须与下列疾病鉴别。

1.膀胱肿瘤

膀胱肿瘤常表现为肿瘤表面钙质沉淀,有强回声及淡声影,易被误认为疏松结石,但其不随体位改变移动,容易鉴别。

2.膀胱异物

膀胱中有的异物同结石一样具有强回声、声影及可移动,但其具有特殊的形状,详细询问患者,均有异物放入史。金属异物有典型的"彗星尾"征,木制异物常随体位向反重力方向移动,容易鉴别。

(四)临床价值

超声诊断对膀胱结石的诊断价值很高。超声显像对 X 线透光和不透光结石均能明确诊断,同时可发现其他疾病或结石原因,如前列腺增生、膀胱憩室、膀胱异物及膀胱炎症等。可以为体外冲击波碎石准确定位。小于 3mm 的结石超声不容易显示。

六、膀胱憩室

(一)病因、病理

膀胱憩室为膀胱壁局部向外突出而形成一个具有狭小颈部的囊袋。膀胱憩室有先天性和后天性两种。后天性膀胱憩室多因长期下尿路梗阻疾病所致,如前列腺增生、尿道狭窄等,其憩室壁的结构缺乏肌肉组织。先天性膀胱憩室较少见,多由局部膀胱壁先天发育薄弱所致,其壁的结构与正常膀胱壁相同。憩室常发生于膀胱后方及两侧,不发生于膀胱三角区。憩室大小不一,有的可大于膀胱。可合并憩室内感染、结石和肿瘤发生。

临床表现多发生于 50 岁以上男性,常见为排尿不尽或二次排尿,有的患者有排尿刺激症状。

(二)超声表现

(1)膀胱后方及侧方见膀胱壁外有一个或数个圆形、椭圆形或扁圆形的无回声区,壁薄而光滑,内液区清晰,颇似囊肿。

(2)憩室与膀胱相通,可显示憩室口,较大憩室口易发现,较小憩室口需多切面仔细寻找。若未发现憩室口,则应在分次排尿后检查,可发现憩室腔缩小。

(3)憩室继发结石则显示其内强回声光团伴有声影;若继发感染则内有点状、絮状回声或因沉淀而显示分界平面;若继发肿瘤则内有与憩室壁相连的实性肿块回声,不随体位改变而移动。

(三)诊断和鉴别诊断

具备上述超声表现可诊断膀胱憩室。须与下列疾病鉴别。

1.膀胱周围囊性肿块

膀胱周围囊性肿块与膀胱不相通,其大小不随膀胱充盈程度改变。

2.输尿管囊肿

输尿管囊肿发生在膀胱内一侧输尿管口,向膀胱腔内突出,囊肿有节律性膨大和缩小的特点,容易鉴别。

(四)临床价值

超声显像能明确膀胱憩室的数目、大小及排空程度,并可判断有无憩室合并结石、感染及肿瘤。超声检查可在排尿前后多次重复进行,目前已成为首选的辅助诊断方法。

七、膀胱异物

(一)病因、病理

膀胱异物种类繁多,有金属、塑料及木制品等,常见的有发卡、扣针、各类塑料管、石蜡、草茎、竹签等。大多数由患者本人经尿道逆行放入,少数为膀胱外伤、膀胱手术或经尿道器械检查时遗留所致。异物的机械刺激可以导致膀胱黏膜感染和出血,异物表面部分钙盐沉积可形成膀胱结石。

临床表现常见有尿频、尿痛及血尿等症状。

(二)超声表现

(1)膀胱异物回声多样化,金属异物呈强回声,后方伴有声影或"彗星尾"征,非金属异物如塑料及木制品异物呈略强回声,后方可有或无声影。

(2)膀胱异物形态多样化,有条状、点团状或不规则形状。形状与超声切面也有关系。

(3)各种异物均与膀胱壁分离,有一定的移动性,即异物随体位改变向重力或反重力方向移动。形态长的异物,在膀胱内尿液充盈不足时活动受限,应仔细观察。

(4)膀胱异物可以继发膀胱炎和膀胱结石,可有相应的超声表现。

(三)诊断和鉴别诊断

具备上述超声表现并结合病史可诊断膀胱异物。对长形异物应尽量使膀胱充盈,观察其与膀胱壁有无分离及移动度。

(四)临床价值

超声显像可清晰显示各种膀胱异物,可确定异物的大小、形状,有时能提示异物的属性,如金属异物等。

八、膀胱炎性病变

(一)病因、病理

膀胱炎由多种致病菌所致,最常见的特异性膀胱炎是结核分枝杆菌引起的膀胱结核,而非特异性膀胱炎多由大肠杆菌致病。

急、慢性膀胱炎在病理上仅累及膀胱黏膜及黏膜下层,即黏膜充血、水肿及炎性细胞浸润等。

膀胱结核则表现为黏膜充血水肿,结核结节形成,继之出现溃疡、肉芽肿及纤维化改变。病变可累及肌层,出现纤维组织增生及瘢痕收缩,致膀胱挛缩。若病变累及输尿管口,可引起患侧输尿管及肾盂扩张积水。

腺性膀胱炎是一种特殊类型的慢性膀胱炎。系膀胱黏膜在慢性炎症的长期刺激下,移行上皮呈灶状增生,延伸至固有膜,形成实性上皮细胞巢,常有腺样化生及腺样结构形成。好发于膀胱三角区、颈部及输尿管周围。根据病变形态可分为:滤泡样水肿型、乳头状瘤样型、慢性炎症型及黏膜无显著改变型。腺性膀胱炎部分病例可发展为腺癌,有学者认为腺性膀胱炎是癌前期病变。

临床上,急性膀胱炎发病急,具有典型的膀胱刺激症状,如尿频、尿急、尿痛、尿混浊等,有时出现终末血尿。慢性膀胱炎有轻度的膀胱刺激症状,但经常反复发作。膀胱结核早期可无症状,后期可出现上述症状及血尿、肾区疼痛及全身中毒症状。腺性膀胱炎症状同慢性膀胱炎,无特异性症状。

(二)超声表现

1.急性膀胱炎

膀胱壁正常或轻度增厚水肿,黏膜层回声减低,膀胱容量缩小,常小于100mL。

2.慢性膀胱炎

慢性膀胱炎早期无明显改变,严重者膀胱壁增厚,表面不平,回声不均匀,膀胱容量显著减少。部分病例显示膀胱有点状、絮状回声或因沉积呈分界平面等。

3.膀胱结核

膀胱结核早期无明显改变,严重者除有上述膀胱壁增厚等慢性膀胱炎变化外,可显示膀胱壁斑点状强回声,膀胱内有脓血及组织碎片的点絮状回声或絮块状回声,常伴肾结核的声像图表现。若病变广泛引起膀胱挛缩时,膀胱容量明显缩小。

4.腺性膀胱炎

对于腺性膀胱炎增生,有学者报道,其声像图分三型:结节型、乳头型和壁增厚型。结节型最多见,表现为膀胱壁局限性增厚,表面光滑,基底宽大,内部回声均匀。乳头型呈息肉状或乳头状增生,向腔内突出,基底窄小,回声较强,似乳头状瘤。此二型膀胱壁回声基本正常。壁增厚型膀胱壁弥漫性增厚数毫米至几厘米,累及部分或全部膀胱壁,膀胱黏膜不光滑,回声不均匀。

(三)诊断及鉴别诊断

膀胱炎性病变早期无特异性声像图表现,晚期可有上述阳性表现,须结合病史及化验检查等综合判断。

腺性膀胱炎结节型和乳头型应与膀胱肿瘤鉴别。相比较而言,腺性膀胱炎结节型表面光滑,回声均匀,基底宽大。有报道,CDFI对鉴别有帮助,结节内部血流丰富,其内动脉阻力指数明显高于膀胱肿瘤。但有时也很难鉴别,易被误诊为膀胱肿瘤,须结合病史、症状及其他检查来判断,最后确诊有赖于膀胱镜活检的病理诊断。

(四)临床价值

超声显像对早期膀胱炎性病变诊断价值有限。有声像图改变的膀胱炎性病变,多数较严重。超声可准确判断膀胱壁的厚度和膀胱的容量大小,并可反复检查,可估计预后和观察治疗效果。

九、膀胱损伤

(一)病因、病理

膀胱损伤分为闭合性、开放性及医源性损伤,其中80%为闭合性损伤,多发生于膀胱膨胀时。根据损伤程度和部位分膀胱挫伤和裂伤两类。膀胱挫伤占50%~80%,损伤仅局限于黏膜或肌层,膀胱壁末破裂,可有血尿,但无尿外渗,一般不引起严重后果。膀胱裂伤分为腹膜内型和腹膜外型。腹膜内型膀胱壁破裂部位多在膀胱顶部和后壁,裂口与腹腔相通,尿液进入腹腔,引起严重腹膜炎;腹膜外型多由骨盆骨折所致,裂口常在膀胱前侧壁和底部,尿液外渗于腹膜外膀胱周围。临床上,轻微的膀胱损伤无明显症状或下腹部不适和血尿,膀胱破裂可因损伤的程度不同而产生休克、腹痛、排尿困难和血尿等症状。

(二)超声表现

(1)局部膀胱壁表面不光滑,参差不齐,层次结构模糊,表面附着不规则云絮状低回声,多为膀胱挫伤。

(2)膀胱壁回声连续性中断,该处膀胱壁外见不规则状、片状无回声区或低回声区,多数膀胱始终不充盈,膀胱周围或腹腔内见无回声液区,提示尿外渗,为膀胱裂伤表现。腹膜内型膀胱裂伤部位偏高偏后,伴腹腔积液;腹膜外型膀胱裂伤部位偏低偏前,伴膀胱周围积液。

(3)膀胱内血凝块显示扁平体大的低回声团块,可随体位改变而移动。新鲜血凝块回声较均匀,陈旧性血凝块回声强弱不均。

(三)诊断与鉴别诊断

若有明确的外伤史及血尿症状,具备上述超声表现可提示膀胱损伤的诊断。

膀胱裂伤腹膜内型与腹膜外型鉴别:前者裂伤部位较高,多伴有腹腔积液和腹膜炎症状;后者裂伤部位较低,多伴有膀胱周围积液,症状也不一样。

膀胱挫伤与平铺在膀胱壁表面的地毯样膀胱肿瘤超声表现相似,均有膀胱内血凝块及血尿症状,应注意鉴别。应结合病史及对症治疗后复查来判断。若无明显外伤及手术史,治疗后异常回声无变化或继续发展则应考虑为肿瘤。膀胱内血凝块也可出现于泌尿系肿瘤患者,须与膀胱肿瘤鉴别。

(四)临床价值

超声显像可发现一些异常征象,供临床诊断参考。可动态观察膀胱挫伤和膀胱内血凝块的恢复情况。

十、脐尿管囊肿

脐尿管囊肿声像图表现为下腹部、膀胱前上方,自脐部至膀胱中线部位囊性肿物,大小不一,小的为圆形,体积大时可为椭圆形或尖圆形。囊肿清晰整齐,囊壁薄,囊腔内无回声,透声性良好。排尿对囊肿大小无改变。合并感染时,囊肿壁较厚且粗糙模糊,囊腔内无回声区透声欠佳,甚至出现散在细小回声。对脐尿管囊肿的检查一定要做排尿实验,以排除膀胱憩室。

十一、脐尿管肿瘤

脐尿管肿瘤极少见,声像图所见为脐尿管囊肿的腔内有实性团块。若肿瘤向下侵犯膀胱,则犹如膀胱内病变,与脓肿和凝血块鉴别困难。

第四节 肾上腺疾病

肾上腺体积小且不规则,却是重要的内分泌器官之一。其结构精细复杂,功能众多,迄今已知它能分泌多种激素,均与生理活动密切相关。随着研究的深入,过去难以明确的疾患有了重获病因诊断和相关治疗的可能。本章重点讲述超声对肾上腺病变的诊断价值。

一、肾上腺超声解剖概要

(一)肾上腺解剖

肾上腺为形态不一的成对器官,左右各一,分别位于腹膜后双肾的头端,大小和重量因人而异。

新生儿的肾上腺相对较大,出生后第 2 周肾上腺的重量减少 1/3,以后逐渐发育成熟,直到 3 岁时肾上腺皮质的分化才完成。成人肾上腺长 4~6cm,宽 2~4cm,厚 0.2~0.6cm,重 4~5g,按重量计约占肾脏的 1/30。血供丰富,有上、中、下 3 支动脉和 1 支中心静脉。肾上腺上动脉来自膈下动脉,中动脉来自腹主动脉,下动脉来自肾动脉。左侧中心静脉汇入左肾静脉,右侧中心静脉直接汇入下腔静脉。双肾上腺具有本身的支持筋膜,位置固定,而在其与肾脏之间却隔有疏松的结缔组织。因此,当肾脏位置变异(如游走肾、肾下垂等)时,并不影响肾上腺的位置。

1. 右肾上腺

右肾上腺呈三角形,位于右肾上极的顶端,相当于第 11~12 胸椎水平。其周边关系为:内侧与下腔静脉的右后缘相邻,后方与膈肌脚紧贴,前外侧为肝脏裸区,故肝右叶为探测右肾上腺的最佳透声窗。

2. 左肾上腺

左肾上腺呈扁平半月形,位于左肾上极的前内侧,因此,尽管左肾的位置高于右肾,但两肾上腺的部位却处于同一高度。其周边关系为:外侧为其凹面,与左肾上极前内缘相邻;前上方为脾脏的动、静脉,脾静脉在胰尾和左肾上腺之间通过,为鉴别该处肿瘤来源的主要依据之一;内侧为其凸面,与膈肌脚紧贴,后者与腹主动脉为邻,故腹主动脉为探测左肾上腺的重要标志。

(二)肾上腺的结构与功能

肾上腺分皮质和髓质两大部分,两者来源不同,功能各异,均为人体不可缺少的重要内分泌腺体。

1. 肾上腺皮质

肾上腺皮质来源于中胚层,居于肾上腺的外层,占肾上腺总体积的 80% 以上,皮质细胞由外向内排列成三个同心带,即球状带、束状带和网状带,三个带虽然紧密相连而功能却各不相同。

(1)球状带:球状带较薄,约占皮质总体积的 15%,位于最外层。分泌盐皮质激素,如醛固酮等,调节水、盐代谢,有潴钠排钾作用,当其增生或产生功能性肿瘤时,则引起原发性醛固酮增多症。

(2)束状带:束状带最厚,约占皮质总体积的 78%,位置居中。分泌糖皮质激素,如皮质醇等,主要调节糖、蛋白质和脂肪的代谢,此层如果增生或产生功能性肿瘤时,则引起库欣综合征。

(3)网状带:网状带最薄,约占皮质总体积的 7%,位于最内面,紧贴肾上腺髓质,分泌性激素,如睾酮等,主要影响性征。

2. 肾上腺髓质

(1)肾上腺髓质来源于外胚层,位于肾上腺的最内部,由交感神经节细胞和高度分化的嗜铬细胞所组成,后者分泌儿茶酚胺,其中肾上腺素和去甲肾上腺素分别由两种形态不同的嗜铬细胞所产生。主要调节糖代谢、脂肪代谢、心血管、中枢神经和自主神经的功能。当其增生及产生功能性肿瘤时,临床出现一系列典型的征象。

(2)肾上腺外嗜铬细胞大多分布在肾上腺髓质,尚有少数分布于其他部位,主要在主动脉分叉处的副神经节,祖克坎德尔体,颈动脉分叉处的颈膨大,腹主动脉两侧等,胸腔后纵隔脊柱旁、性腺、肾门、盆腔血管周围、膀胱及前列腺等亦有少量分布。肾上腺内、外的嗜铬细胞,在来源、形态、结构、功能及染色特点等方面完全相同,因此,对嗜铬细胞瘤的定位诊断不能只局限于探测双肾上腺区。

二、肾上腺超声检查方法与正常肾上腺声像图

(一)检查方法

肾上腺体积小,位置深,小儿及消瘦者用高频探头(频率≥5MHz),成人肥胖者用低频探头(频率≤3.5MHz)。宜在晨间空腹时探测,对胃肠道胀气者要用消胀药后再查。

肾上腺的探测途径甚多,有半侧卧位经肋间隙的斜切面,经侧腰部向内前方的近似冠状切面,由肋下的水平切面及斜切面等。仰卧位有经肾脏的矢状切面,经下腔静脉及腹主动脉的斜切面,左、右侧卧及立位等均可进行多切面的扫查。因肾上腺的形态特殊,厚薄及各翼的长度、方位等均不一致,因此,需要采用多方位多切面的探测才可减少漏诊的机会。

对高度怀疑嗜铬细胞瘤的患者,如果双肾上腺区经过仔细探测确无肿瘤时,应再认真检查肾上腺外嗜铬组织的分布区,诸如腹腔大血管及其分支周围、肾周、肝门和肾门等处扫查,并通过充盈的膀胱以探测盆腔及膀胱壁等,必要时还要探测胸腔及颈部。凡超声所能及之处均应尽可能仔细探测。

(二)注意事项

(1)腹主动脉和下腔静脉是识别左、右肾上腺的主要标志。
(2)辨认肾上腺的目的是确认该区有无占位性病灶。
(3)左肾上腺比右肾上腺更难显示,可用充满液体的胃作透声窗以协助显示及鉴别病灶的真伪。
(4)正常肾上腺的声像图与其大体解剖形态相差甚远。

(三)正常肾上腺的超声表现

由于肾上腺的体积小,解剖形态和位置均较复杂,因此,不可能在一个切面中显示其整体结构,所以其声像图也随不同切面展现不同的形态,一般均由周围为强回声中间为低回声的长条所组成。还有其他形态,诸如带形、不对称的"V"字形、斜"Y"字形、倒"Z"字形、倒"人"字形、"飞燕"形及"三叶草"形等。

三、肾上腺疾病

(一)肾上腺皮质肿瘤

肾上腺肿瘤属于少见病,在肾上腺肿瘤中则以皮质肿瘤较为多见且种类亦多,其中功能性皮质腺瘤有以下几种。

1.醛固酮瘤

醛固酮瘤(又称醛瘤),为发生于皮质球状带的腺瘤。由于它具有旺盛的分泌功能,使体内的醛固酮含量明显增高,水、盐代谢紊乱,导致高血压、低血钾及由此而引起的多种并不典型的症状,诸如肌无力乃至下肢间歇性麻痹及夜尿增多等,临床称之为原发性醛固酮增多症(原醛)。在原醛患者中,90%左右由醛瘤所引起,由皮质增生引起的原醛仅占10%左右。超声诊断的敏感性、特异性及诊断正确率分别为92.98%、81.25%及92.21%。

超声表现:醛瘤的声像图与肝脏相比为均匀的低回声或等回声,边界清晰光整,圆或卵圆形,有立体感,体积小(个别较大者除外),以瘤体实测最大径计,绝大多数为1~2cm。右侧者位于下腔静

脉的后外侧,肝脏裸区与右肾上腺之间。左侧者位于腹主动脉外侧,左肾上极内侧与膈肌脚之间。

手术摘除最小肿瘤的最大径为 0.4cm,超声检出最小肿瘤的最大径为 0.5cm,重 0.6g。由于醛瘤为原醛的主要病因,且手术摘除肿瘤可以获得根治,故对原醛患者要千方百计检出肿瘤以便及时手术治疗。但因原醛是少见病又缺乏典型的临床表现,与常见病——原发性高血压不易鉴别,非专科医师不易疑诊此病,从而使不少患者长期被排入高血压病的行列,甚至直到发生脑卒中尚未获得确诊。原醛虽属罕见病,但随着检测手段的进步和实践经验的积累,原醛的手术率已有逐年增多的趋势。由于肿瘤对患者危害性大且以中、青年发病者居多,故早期诊断、及时手术至关重要。即使临床定性诊断已经明确者,定位诊断仍是患者获得成功手术治疗的前提。定位方法主要靠影像学检查,其中 B 超因兼具快捷、无损、可靠、价廉等众多优点,故为首选工具,但 B 超对醛瘤的检出和识别均非易事,特别是对左侧肾上腺的小瘤,有很大的难度。检出小肿瘤的基础是仪器性能的优良和检查者经验的积累及检查技术的提高。

鉴于 B 超的定位诊断率不断提高,故已作过 CT 和 MRI 的患者仍再作 B 超检查的也不在少数,同时或先后作过数种影像学检查者也为数不少,以最常见的两种影像学检查为例,互相之间对醛瘤的定位,有很好的互补作用,值得注意。在 1 组 238 例肿瘤影像学检查中,术前同时作 CT 检查的为 141 例,同时作过核素者为 27 例,三者对肿瘤显示不尽相同。

二者对单瘤漏诊(假阴性)有很好的互补作用,但对同侧双瘤没有一例在术前被检出。即不管同侧双瘤患者同时作过几种影像学检查,均只检出其中之一,而漏掉另一,对假阳性的互补作用也甚好,但对较大的增生结节则难以纠正。

2.皮质醇瘤

皮质醇瘤为发生于皮质束状带的腺瘤,主要分泌糖皮质激素使体内皮质醇的含量大量增加,蛋白质和脂肪代谢紊乱,导致一系列富有特征性的临床表现,即满月脸、水牛背、向心性肥胖、紫纹、痤疮、肌肉萎缩无力、骨质疏松、高血压证候群、血糖升高及月经失调(女)等,称为库欣综合征。必须指出,在因皮质醇增多而出现以上证候群的患者中,由皮质醇瘤所引起者尚不足 15%,其余 85% 以上的患者是由其他原因所致,诸如脑垂体微腺瘤(嗜碱性细胞瘤)所引起的继发性肾上腺皮质增生症,称为库欣病。药源性即由于激素应用过多所致。尚有因垂体以外能分泌类似 ACTH 物质的肿瘤引起的继发性皮质增生称异位 ACTH 综合征。以上各种原因均可引起雷同的临床表现。

超声表现:皮质醇瘤的声像图为圆形或卵圆形,有立体感,边界清楚,内部回声及所在部位均与醛瘤相同,仅体积较大,最大径一般为 2~4cm。尽管此瘤体积较大,理应较易显示,但库欣综合征患者躯体内外均有大量脂肪集聚,使原处深部的肾上腺与体表的距离更加增大,且超声在脂肪中衰减明显,这些均不利于病灶的显示,也是造成肿瘤漏诊的主要原因。一组 76 例库欣综合征患者肾上腺手术结果,假阴性为 9.80%,无假阳性,敏感性和特异性诊断正确率分别为 90.19%、100% 和 93.82%。阴性预期值和阳性预期值为 85.71% 和 100%。实测瘤体最大径均值为 3.06cm(0.8~6cm),平均重量为 12.70g(2.5~8.5g)。

以上资料说明,B 超检出肿瘤者应及时手术治疗,B 超阴性不具备可以完全排除肿瘤的价值,应作其他检查。由于在库欣综合征患者中皮质醇瘤尚不足 15%,且患者脂肪过多使超声穿透力大减,肿瘤难以显示,因此,B 超不应作为首选工具。相反 CT 对肥胖者的图像特别清晰。对高度怀疑由腺瘤引起的患者作 CT 定位诊断较为合理。

3.性激素瘤

性激素瘤为发生在网状带的腺瘤，或为束状带的腺瘤侵及网状带，主要分泌性激素，故有引起性征改变的临床表现。由于网状带甚小，仅占皮质体积的7%，故其肿瘤必会涉及束状带，故亦常有库欣病的症状。其声像图与皮质醇瘤相同。

4.皮质腺癌

各种皮质腺瘤均有癌变的可能，但均甚少见，功能性腺癌更为罕见。上述76例中，只有3例为皮质腺癌，其体积都较大，最大径均≥10cm，重量均≥400g。声像图除体积大和内部回声不均以外，常以生长迅速为其特征。对较大肿瘤特别是在已知其并无原发性肿瘤的患者中，尽快手术至关重要，待有内脏转移时即丧失了手术机会。

（二）肾上腺髓质肿瘤

1.嗜铬细胞瘤

嗜铬细胞瘤（PHEO）为少见肿瘤之一，占尸体解剖的0.1%，占全部高血压患者的0.19%～2%。可发生于肾上腺内，亦可发生于肾上腺外有嗜铬细胞存在的部位。国外称它为10%肿瘤，其发生的概率为，10%发生于肾上腺外，10%为双侧肾上腺，10%为恶性。国内据不完全统计，在400多例报告中，肾上腺外PHEO占28%，双侧性占5%，恶性占10%。据上海瑞金医院资料，1986—1997年超声检查的43例53处疑诊PHEO的手术病理结果，肾上腺外为35.38%，双侧为7.69%，恶性为20%。均与10%肿瘤不相符合，故国人PHEO的发病情况与国外不同。

（1）嗜铬细胞瘤的分类：①以部位而论，有肾上腺内、外之别。肾上腺内PHEO，国内占62%～75%，可为单侧（左或右侧），以单个居多，也可左右各一个或多于一个。肾上腺外PHEO又称异位PHEO，分布甚广，其中以腹主动脉旁最为常见，占异位PHEO的81.25%，其次为肾门、肝门、髂血管、膀胱、性腺等，偶见于胸腔、颈部、颅内及肝脏等。②以数目而论，有单发性和多发性之分。单发性占绝大多数，为87.69%～92.30%。多发性占7.69%～12.31%，可为双肾上腺内、肾上腺内外均有或在肾上腺外。多发性以青少年多见且有家族史。以上各部的PHEO凡超声能及之处均可做多切面的探测，检出率甚高，据以上资料，诊断正确率为96.96%，敏感性为100%，但特异性仅为72.72%，故说明B超尚不能取代病理诊断。③以病理而论，有良性、恶性之分。鉴于病理诊断恶性PHEO的依据以具备下列条件为准，即浸润包膜及（或）周围组织，血管及（或）内脏有转移灶（转移灶被认为是恶性PHEO最可信赖的指标），因此，可利用B超善于显示肿瘤轮廓和血管状态，切面灵活多样又便于近期复查，善于探测远处脏器等优势来密切观察有无浸润、转移及其动态变化，尤以对其生长速度的了解，可协助判断其良、恶性。④以功能而论，临床有功能性与非功能性PHEO之分，实则非常复杂。功能性PHEO，具有旺盛分泌儿茶酚胺的功能，因此，发作时在临床上能引起一系列具有特征性的证候群，即阵发性高血压、头痛、头晕、胸闷、心悸、乏力、恶心、呕吐、大汗淋漓、面色苍白或潮红，甚至晕厥。尿中儿茶酚胺及其代谢产物——香草基杏仁酸（VMA）明显增高。多次发作可致视力减退，久之乃至失明。此类患者临床定性诊断并不困难，其中除个别患者为肾上腺髓质增生以外，余均为PHEO，因此，如何在术前做出准确的定位诊断，并提示可供判断手术难度的有用信息是临床极为关心和必须解决的首要问题。经过B超多切面的细致探测能够解决以上问题。无功能性PHEO可分为两型。其一是临床无功能表现，但并非真无功能，其功能性内含物可由种种原因呈潜伏状态。此种PHEO通常要长到相当大时才偶被触及（或）检出，如属异位，易被误诊为局部常见的肿瘤,直到切除时,由于手术对肿瘤的刺激使其功能性内含物大量释放进入血液,顿时引起血压大幅度骤变,使术者措手不及,只能被迫中止手术,甚至也有在术时死亡的报告。因此,在 PHEO 的好发部位,经过仔细探测和分析仍不能明确其来源的肿瘤,超声诊断应想到有异位 PHEO 的可能,让临床医师有所警惕,以期医师有备无患,对患者有益无损。此种 PHEO 如果位于肾上腺内,结合声像图的表现和临床征象,可以诊断为无功能性 PHEO。

另一型是既非无功能也非无症状,只不过其症状不典型,常与其他多种常见病的症状相混淆,因此,往往被临床误诊为原发性高血压、腹痛待查、低热待查、消化道出血、肝癌、肝肿瘤、肠系膜囊肿、盆腔肿块、卵巢肿瘤、后腹膜肿瘤等。此类患者既可因 B 超、核素、CT、ECT 及 MRI 等的错误定性或(及)定位诊断而将临床引入歧途,亦可阅其正确的定位和提示,促使临床做出有针对性的深入检查,获取有关化验的证实或支持,从而在术前即能做出符合实际的确切诊断。

(2)超声表现:肿瘤圆形或卵圆形,绝大多数体积较大,直径一般为 4～8cm,但大小相差悬殊,最小者直径仅 6mm,最大者 25cm×15cm。最轻者不足 1g,最重者 3.8kg。边界清楚,包膜完整,实质性,与肝脏相比,内部可为高回声、等回声或低回声,以等回声、高回声伴局部液化者最多见,于较大肿瘤内可见一处或数处大小不等、形态不一、边界清楚的液性无回声区,系局部出血或液化所致。

(3)探测 PHEO 的注意点:①对 PHEO 的探测不能满足于一处肿瘤的检出,要在超声能及的好发部位进行全面扫查,以不漏掉一个为目标,并对肿瘤来源于其他脏器的可能性进行逐一的排除诊断。②要仔细观察其边界包膜、周围组织及有关脏器,以了解血管有无受压、变细、移位、栓塞、浸润,肿瘤与血管的接触范围和程度及有无转移灶等。③膀胱 PHEO 来源于膀胱壁肌纤维间的嗜铬副神经小巢,因此,是由壁内向周围生长,故膀胱黏膜光滑无损。这与由膀胱黏膜发生的膀胱肿瘤向腔内呈乳头状或菜花样生长,后来才向膀胱壁深部浸润完全不同。在膀胱充盈良好时,两者易于鉴别。④盆腔 PHEO 必须在膀胱适度充盈时仔细观察膀胱壁内外、前列腺(男性)及髂血管周围以明确肿物的定化诊断。对女性患者应尽可能清楚显示子宫和附件,经多方位探测,如能证实肿块确与妇科无关者诊断较易。否则病理性结论必须结合临床综合分析,严加鉴别,慎重从事。⑤肿瘤一经探出即应动员患者积极进行手术治疗,在术前可用 B 超跟踪观察其动态变化和生长速度,以便向临床提供可靠的信息,对异位 PHEO 尤应加倍注意。⑥对临床症状典型而 B 超在好发部位却探不到肿瘤的患者,应想到腹外异位 PHEO 及肾上腺髓质增生的可能性。可用 B 超探测颈部及胸腔等处。上海瑞金医院 1989 年曾用 B 超纠正一例 ^{131}I-MIBG 及 CT 对 PHEO 的错误定位(定为左肾区)而首先诊断为胸腔异位 PHEO 者,后经手术和病理所证实,从而使 B 超能够诊断胸腔 PHEO 的设想得以证实。应用有针对性的同位素及(或)CT 检查以取长避短,互补不足。⑦PHEO 往往伴有多种发自外胚层的疾患,诸如结节性硬化症,多发性内分泌肿瘤(MEN)等,因此在 MEN Ⅱa 及 Ⅱb 中要检查肾上腺有无 PHEO。

2.神经母细胞瘤

神经母细胞瘤又称交感神经原细胞瘤或交感细胞瘤。来源于未成熟的神经母细胞(交感神经母细胞或嗜铬母细胞),生长迅速,恶性度高。常伴出血坏死及钙化,往往在短期内即突破包膜向周围浸润,并通过栓子自淋巴及血管广泛转移至淋巴结、腹腔内脏、骨骼(颅骨、眼眶、脊柱及长骨等)。可有儿茶酚胺尤以其代谢物 VMA 的增高,但无高血压,常伴有腹泻。国外按确诊时年龄计,30% 的概率发生于<1岁,80%概率发生于<5岁、90%概率发生于<15岁。国内为 80%概率发生于<2岁,90%概率发生于<4岁,余多见于儿童,成人甚为罕见。发生于肾上腺内外的机会相仿,亦可

为多源性。此瘤与肾母细胞瘤(Wilm's瘤)共约占婴幼儿腹膜后肿瘤的80%左右,两者都以腹部肿块为主要症状,声像图均为实质,不均质肿块回声可伴液性无回声区,但后者(Wilm's瘤)很少有钙化,故如出现伴声影的强回声团块,多见于神经母细胞瘤,肾母细胞瘤罕见,且前者为肾外肿瘤患者。肾脏虽可受压移位但形态和回声仍正常,而肾母细胞瘤为肾脏肿瘤居于肾内,故患肾大小、形态失常,残缺不全,所剩余部分可伴有局部积水或全被肿瘤所侵蚀,两者较易鉴别。此外还有畸胎瘤亦可见于幼儿,囊性畸胎瘤为良性,生长慢,病程长,包膜完整,不向周围浸润。综合分析不难鉴别。

3.节细胞神经瘤

节细胞神经瘤起源于成熟的交感神经细胞,由交感神经纤维组成,是一种甚为罕见的良性肿瘤,发生于成人,且多发生于胸、腹部交感神经节,偶见于肾上腺髓质。大多在发现时瘤体积较大,边界清楚,实质性,回声低或中等回声分布均匀。患侧肾脏大小形态正常,仅有受压及移位现象。部分患者可伴儿茶酚胺增高的症状,如高血压、多汗、心悸、面色苍白等,且常有腹泻。

(三)肾上腺其他占位性病灶

1.肾上腺无功能实质性肿瘤

肾上腺无功能实质性肿瘤,属少见病,其发生率占尸体解剖的1.4%～8.7%,因其无功能,所在部位又深,故临床绝大多数均为偶尔发现。近年来随着检查方法的进步和自我保健意识的增强,无功能肿瘤的检出率日益增高。

(1)肾上腺无功能皮质肿瘤:肾上腺无功能皮质肿瘤,为肾上腺无功能实质性肿瘤中最多见者,在上海瑞金医院一组104例中,占42.31%(44/104)。声像图表现无特征性,内部回声多种多样,其中恶性肿瘤以回声不均为主,占77.77%,且恶性肿瘤实测之最大径均≥10cm,故对肾上腺较大的肿瘤,不论其有无分泌功能,均以及早手术摘除为好,特别对内部回声不均匀者。

(2)无功能嗜铬细胞瘤:无功能嗜铬细胞瘤,在上述104例中居第二位,为24.04%(25/104),其中3例为双瘤,共摘出肿瘤28个,在5例双瘤中占60.0%。其声像图表现多种多样,瘤体内部回声高、中、低、均与不均都有。实测瘤体最大径达10cm以上,病理报告均为良性。

(3)髓样脂肪瘤:髓样脂肪瘤(ML)属罕见肿瘤之一,尸检发生率为0.08%～0.2%,于1905年由Gierke首先报道。ML可以发生在肾上腺皮质,也可发生于髓质。极少发生于肾上腺外,文献报道,肾上腺外ML可发生于骶骨前、肝、肾、纵隔等处。发病年龄范围甚广,为1.5～81岁。ML是一种十分罕见的肾上腺无功能性良性肿瘤,由不同比例的脂肪和髓样组织所构成。由于它为良性,故有机会长到很大,又因其无功能很少有症状,故在初生阶段及至长大尚不被觉察,偶尔被发现,瘤体均已甚大,由于压迫周围脏器可引起一些非特异性的临床表现。据Gands等于1986年报道的2例患者并收集文献,在外科已切除的47例ML中,瘤体直径>10cm者就有20例,其中最大的一个瘤体直径为34cm,重5900g,除2例为偶然发现外,余均伴有非特异性的一种或数种症状,依次为腰酸痛、高血压、肥胖、血尿。近年来由于B超已普遍用于健康检查,故在ML尚未长大时即有被检出的机会。在上述104例中ML有14例,占13.46%,占同期肾上腺肿瘤手术患者的2.69%,在14例中共摘除ML15个,其中1例左肾上腺为双瘤,余均为单侧单瘤。瘤体实测最大径为3～12cm,重量为16.5～510g。ML的声像图表现视其中脂肪和髓样组织所占的比重及分布情况而异,与其他肾上腺无功能肿瘤相比ML较有特征性表现,内部均以各种稍有差异的强回声为主(当伴出血、液化、钙化时除外),与周围组织反差明显,不难识别。

(4)其他肾上腺无功能性肿瘤:其他肾上腺无功能肿瘤中,特别要注意的是转移瘤。因为肾上腺在受纳各种恶性肿瘤转移方面仅次于肺、肝、骨骼,居第四位。可向肾上腺转移的癌肿依次为肺癌、乳腺癌、黑色素瘤、肾癌、甲状腺癌、结肠癌、食管癌、白血病及淋巴瘤等,由于转移瘤无特异的临床表现,多为在原发性癌肿已明确诊断后,再作肾上腺检查时方被发现,且多为双侧性,其中肺癌尸体解剖伴肾上腺转移的发生率为30%。由于在发现肾上腺已有转移灶时,多数患者或因已丧失手术机会,或因不愿再进行肾上腺手术,从而在上述104例中获得手术治疗和病理证实者仅为2例,远远不能代表其确切的例数和其所占的比例。

随着B超和CT的推广,一些极为罕见的肾上腺肿瘤,诸如成人神经母细胞瘤、黑色素性腺瘤、血管瘤、脂肪瘤、纤维瘤、淋巴瘤、平滑肌瘤、骨瘤及肉瘤等,也时见报道。这些肿瘤B超均可检出并能确定其大小、形态、物理性质,但细胞学定性则需要病理学诊断。

2.肾上腺囊性病灶

肾上腺囊性病灶亦甚罕见,占尸体解剖的0.06%,大多无症状,可分为真性囊肿、假性囊肿与其他。

(1)真性囊肿:真性囊肿中内皮囊肿占45%,有血管瘤性、淋巴管扩张性和错构瘤性。上皮囊肿仅占9%。

(2)假性囊肿:假性囊肿占39%,多为继发性肾上腺出血或肾上腺肿瘤出血、液化所致。其他还有寄生虫性占7%,多为感染包囊虫病所致。

(3)肾上腺血肿:肾上腺血肿可为自发出血,并不多见,通常可出现于严重的疾病中,诸如败血症、严重灼伤等。外伤性肾上腺出血性血肿,可见于各种涉及肾上腺的外伤。当出血停止后,血肿会逐渐被吸收直至完全消失,亦可机化形成实性或混合性肿块。

囊性病灶声像图,与其他部位的囊肿相同,为边界清晰的液性无回声区,圆形或卵圆形,后壁回声增强,伴后方加强效应。如为血肿机化可伴有弱回声。假囊肿及寄生虫性囊肿也可伴囊壁钙化现象。

(四)肾上腺增生及功能减退

肾上腺增生性病变,均有相应的内分泌功能紊乱的临床表现和生化指标异常。通常在经过超声仔细的检查仍找不到有关的占位性病灶时,即应高度怀疑为肾上腺增生。从理论上讲,增生性病变应伴有肾上腺体积的增大和有关组织的增厚,但轻微的变化很难在声像图上有明确的显示,且有些肾上腺虽已显示明显增厚,又不一定是增生性肾上腺疾患(特别是对众多感染性疾病)。总之,超声无显示肾上腺功能状态和组织细胞性质的功能,只能根据形态学的改变结合临床表现和生化指标综合分析才能进行诊断。

1.肾上腺皮质增生

(1)肾上腺皮质束状带增生:束状带增生占库欣综合征的85%以上,因此,在库欣综合征的患者中,超声只有在临床高度怀疑腺瘤时才有探测的必要。球状带增生只占原醛患者的10%左右,故对此类患者,超声应千方百计地仔细探寻醛瘤,检出及对醛瘤的精确定位,是医生手术成功的先决条件,是患者获得根治和康复的重要基础。①声像图表现:在临床有相应功能亢进的患者中,当发现肾上腺厚度≥6mm或有边界不清晰的结节状回声时即应高度怀疑增生性疾病。②皮质增生的声像图表现:在76例库欣综合征手术患者中,有16个肾上腺为束状带皮质增生,超声均无明显异常回声。

(2)肾上腺髓质增生:肾上腺髓质增生极为罕见,临床表现与嗜铬细胞瘤无异,在前述43例53处疑诊嗜铬细胞瘤的患者中,有2例超声在各处均未探及肿瘤,也未见肾上腺增大和增厚。病理证实为肾上腺髓质增生。据瑞金医院报道,有一位临床表现为高血压患者,CT和超声均发现肾上腺明显增大和增厚,超声提示为肾上腺增生,手术亦见肾上腺明显增大,而病理结果却是肾上腺结核,足见超声诊断确无显示细胞性质和检测细胞功能的作用。

2.肾上腺皮质功能减退

肾上腺皮质功能减退,临床表现除皮肤和黏膜色素沉着为其特征性的症状外,其他如乏力、食欲缺乏、消瘦等均无特征性。由于病因不同所伴随的相应征象也有差异,较常见的病因如急性出血、治疗性双侧肾上腺切除、先天性缺陷、较长时期大剂量皮质激素治疗等,均可导致急性皮质功能减退。慢性特发性皮质萎缩、双侧性肾上腺结核及转移性肿瘤等可引起慢性皮质功能减退。超声仅能在其中出现占位性病灶或引起肾上腺形态、体积有较明显改变者中方才显示出相应的切面声像图。尽管声像图本身无特异性,但如果结合临床并定期复查,进行动态观察,却常能做出明确的定位及定性诊断,诸如转移癌发展较快,有原发灶的临床征象且可伴有其他部位的转移。肾上腺结核病灶形态不规则可伴有液化及钙化现象,随着抗结核治疗效果的好坏沿着结核病的发展规律而演变。

第四章　腹膜、腹膜腔及腹膜后间隙疾病的超声诊断

第一节　解剖概要

一、腹膜及腹膜超声解剖概要

腹膜为一薄层浆膜，分为壁层和脏层，壁层衬于腹腔和盆腔壁的内面，脏层覆盖腹腔内诸脏器表面，两层腹膜间的潜在裂隙即腹膜腔。正常时，腔内仅有少量浆液湿润脏器表面，利于滑动。

（一）腹膜与内脏的关系
腹内脏器按腹膜覆盖的程度可分为三类。

1.腹膜内脏器

脏器表面几乎完全有腹膜覆盖，在声像图上构成脏器的轮廓，如脾脏、卵巢、输卵管、胃、十二指肠上部（球部）、空肠和回肠、盲肠、阑尾、横结肠、乙状结肠及直肠上段等。

2.腹膜间脏器

脏器三面或大部分有腹膜包裹，在声像图上也构成脏器的轮廓，如升结肠、降结肠、直肠中段、肝脏、胆囊、膀胱、子宫等。

3.腹膜外脏器

腹膜外脏器位于腹膜后方，仅脏器前面有腹膜覆盖，如胰腺、肾上腺、肾脏和输尿管、十二指肠的降部和下部、直肠下部等。

（二）腹膜形成的结构
腹膜从腹壁和盆壁移行于脏器，或从某一脏器移行于另一脏器，形成各种腹膜结构和间隙，如韧带、网膜、系膜、皱襞和隐窝等，现就目前超声仪器扫查可能显示者简述如下。

1.肝圆韧带

肝圆韧带位于肝镰状韧带内。系两层腹膜形成的皱襞，自肝脏面左矢状沟前部的脐静脉索沿前腹壁的内面延伸至脐部，超声扫查有可能显示其游离缘内的肝圆韧带。

2.小网膜

小网膜是肝的脏面与胃小弯和十二指肠之间的双层腹膜皱襞。右侧的游离缘称为肝十二指肠韧带，较厚，由十二指肠上部（球部）抵达肝门，构成网膜孔的前壁，其中含有门静脉、胆总管和肝固有动脉等。小网膜的其余部分又名肝胃韧带，较为薄弱并有许多小孔。上部附着于肝的脏面静脉导管窝底部与静脉韧带相延续。下部起始于胃小弯。

3.大网膜

大网膜为腹腔最大的腹膜皱襞，由四层腹膜构成，呈围裙状，自胃大弯和横结肠向下悬垂，左缘移行为胃脾韧带，右缘系于十二指肠起始部，上缘常与横结肠连着。构成胃结肠韧带，附着于胃大弯与横结肠的前面。大网膜是体内储存脂肪的主要部位，所含脂肪数量因人而异，肥胖者的大网膜

脂肪组织尤为发达。正常人的大网膜在声像图上易识别,若有占位性或增生性病变,如癌肿大网膜转移合并腹水,则可显示增厚的大网膜漂浮于腹壁与小肠之间的腹水中。

4.肠系膜

肠系膜由两层腹膜组成,起固定作用,将游离的肠管系于腹后壁,内含血管、神经、淋巴管和淋巴结等。主要有小肠系膜、横结肠系膜和乙状结肠系膜。

(三)腹膜间隙

腹膜间隙系腹膜反折形成的潜在腔隙,位于腹盆腔脏器与壁层腹膜之间,是腹膜腔的一部分。主要的间隙如下。

1.横结肠上间隙

横结肠上间隙位于腹腔上部,横结肠及其系膜以上,膈肌以下,分为两个膈下间隙和三个肝下间隙,统称为膈下间隙。

(1)右膈下前间隙:也称右肝上前间隙,位于膈肌与肝右叶的膈面之间,左界为肝镰状韧带,后界是肝冠状韧带的上叶。

(2)左膈下间隙:也称左肝上间隙,位于膈肌与肝左叶膈面之间,包括胃的前面和脾脏与膈肌间的间隙,右界为肝镰状韧带,后界是肝脏左三角韧带的前叶。

(3)右肝下间隙:又名肝肾隐窝,为脓肿的好发部位。上界为肝右叶脏面及胆囊,下界由覆盖右肾上腺、右肾、十二指肠降部和胰头的后腹膜和结肠肝曲与横结肠及其系膜构成,上后界是膈肌,肝冠状韧带的下叶和右三角韧带的后叶,左界为肝镰状韧带。位于肝冠状韧带下叶和右三角韧带后叶后方的"右肝上后间隙"与右肝下间隙相通,被视为肝肾隐窝向上的延伸部分。

(4)左肝下间隙:此间隙又被小网膜和胃分为前后两个部分,即左肝下前间隙和左肝下后间隙(小网膜囊):左肝下前间隙位于肝左叶脏面与小网膜和胃的前上面之间,与左膈下间隙相通,右界为肝镰状韧带,向左延伸至脾的脏面脾胃韧带前方。

左肝下后间隙即小网膜囊,为一个不规则的大隐窝,其前壁是胃后壁及小网膜,覆盖左肾上腺、左肾和胰腺前面的后腹膜,构成后壁,上界是肝尾状叶、膈肌的腹膜面和左三角韧带的后叶,下界是胃结肠韧带和横结肠及其系膜,左界为脾脏、脾胃韧带和脾结肠韧带。网膜囊向右经网膜孔通向腹膜腔的右肝下间隙,网膜孔前后壁贴近,上下径3cm左右,前界是小网膜的游离缘(即肝十二指肠韧带),后界是下腔静脉(其前面有腹膜覆盖),上界是肝的尾状叶,下界是十二指肠球部的上缘。

此外,膈下区还有一个腹膜外间隙,位于肝裸区、膈肌和冠状韧带的两叶之间。此间隙可发生局限性炎症,有时肝内癌肿经肝裸区浸润转移至胸腔,引起大量胸腔积液,却未累及腹膜产生腹水。

膈下间隙上为膈肌,下为横结肠及其系膜(矢状切面),肝脏将此间隙分为肝上和肝下两部分。肝上间隙又被镰状韧带分为右肝上和左肝上间隙,右肝上间隙又被肝冠状韧带和三角韧带再分为右肝上前间隙和右肝上后间(即肝肾隐窝,与右肝下间隙相延续)。在肝的裸区,即肝脏与横膈直接相接的闭锁区,是肝脏的腹膜外间隙。肝下间隙位于肝脏与横结肠及其系膜之间,被肝圆韧带分为右肝下间隙和左肝下间隙,左肝下间隙又被小网膜再分为左肝下前间隙和左肝下后间隙(即小网膜囊)。

2.横结肠下间隙

横结肠下间隙位于横结肠及其系膜以下、大网膜后方,由小肠系膜根部和升结肠、降结肠分隔,盆腔则由子宫分隔,主要有以下几个间隙。

(1)右结肠旁外侧沟:位于升结肠外侧与腹膜腔右侧壁之间,上通右肝下间隙,下达盲肠后隐窝,并经右髂窝向下抵达盆腔间隙。

(2)左结肠旁外侧沟:位于升降结肠外侧与腹膜腔左侧壁之间,上端有发育良好的左膈结肠韧带,因此,左结肠旁外侧沟一般不与左膈下间隙和左肝下前间隙直接通连,左结肠旁外侧沟向下经左髂窝通向盆腔。

(3)右肠系膜窦:又名右结肠下间隙,位于小肠系膜根部与升结肠之间,上宽下窄,上界为横结肠及其系膜的右半部,下方是回肠末端,后面为覆盖腹后壁的后腹膜,前面有小肠袢与大网膜,阑尾往往位于此间隙的下部。

(4)左肠系膜窦:又称左结肠下间隙,位于小肠系膜根部与降结肠之间,上窄下宽,上界为横结肠及其系膜左半部,下界为乙状结肠及其系膜,向下与盆腔间隙相通。左、右肠系膜窦借十二指肠空肠曲与横结肠系膜间狭窄的间隙互相交通。

(5)盆腔间隙:有性别差异。在男性,主要有直肠膀胱陷窝,位于膀胱与直肠之间;在女性,因有子宫存在,形成膀胱子宫陷窝和直肠子宫陷窝,后者即道格拉斯窝,底部深达阴道后壁。

二、腹膜后间隙超声解剖概要

腹膜后间隙范围较宽广,位于壁层腹膜后方,是壁层腹膜与腹后壁共同围成的一个潜在性腔隙,即腹膜后腔。其上起自膈肌,下达盆腔真骨盆上缘,两侧以腰方肌外缘和腹横肌腱部为界。

有人提出将腹膜后间隙以肾筋膜为界由前向后分为3个解剖区,即肾旁前间隙、肾周围间隙、肾旁后间隙。

(一)肾旁前间隙

肾旁前间隙位于腹膜后与肾前筋膜之间,向上延伸至肝脏裸区,向下经髂窝与盆腔腹膜后间隙相通,侧壁为结肠侧筋膜。该间隙内包括胰腺,升结肠,降结肠,肝动脉,肝门静脉起始段和脾脏动、静脉,大部分十二指肠等。

(二)肾周围间隙

肾周围间隙由肾前、肾后筋膜共同围绕而成,两层筋膜之间充满脂肪组织,主要作用为包裹保护肾脏,故又称为肾脂肪囊。该间隙内包括肾、输尿管、肾上腺、相关血管、淋巴组织等。

(三)肾旁后间隙

肾旁后间隙位于肾后筋膜与腹横肌筋膜、髂腰肌筋膜之间。此间隙内为腹膜后脂肪及疏松结缔组织,包括淋巴组织、腹主动脉分支、下腔静脉属支及腰交感神经干、乳糜池等,因无任何脏器,故不易识别,仅在其出现占位性病灶时,才有异常回声显示。

腹膜后间隙的内容物大多来源于中胚层和内胚层,位于此间隙内的主要器官和结构包括十二指肠大部分、胰腺、肾脏、肾上腺和输尿管(称腹膜外位器官)、部分肝脏裸区,腹主动脉及分支、下腔静脉及属支,还包括与之伴行的淋巴管和神经干,此外还有包绕上述器官和结构的大量疏松结缔组织、脂肪、肌肉、筋膜、原始泌尿生殖嵴残留部分、胚胎残留组织、淋巴管、淋巴结等淋巴网状组织等。

上述组织均有产生腹膜后肿瘤的可能。

正常情况下,腹部超声检查时,由于胃肠道气体的干扰及腹膜后间隙的狭窄,难以清晰显示后腹膜和腹膜后间隙,但超声可以显示胰腺、肾上腺、肾脏、腹主动脉及分支、下腔静脉及属支等腹膜后器官及结构,具有很大的临床意义。

第二节 检查方法

一、腹膜及腹膜腔超声扫查技术

(一)装置

对于腹壁病变,探头应选择线阵型高频探头,频率 7.5～10MHz。为避开骨骼阻挡或肠道气体的干扰时,可选用凸型探头或扇形探头。

(二)检查前准备

通常应空腹进行,若患者病情严重或为急性疾病,如急性腹膜炎、膈下脓肿等,则无须任何准备。作盆腔探查应适当充盈膀胱。

(三)检查体位

一般取仰卧位,改变患者的体位进行观察比较,有助于确定声像图所见的占位性改变是否与肠道有关。

(四)声像图观察内容

(1)呈线状的腹膜回声是否光滑、整齐、连续。

(2)壁层腹膜、脏层腹膜和腹膜形成的结构有无占位性病变,移动性大小,声学特性如何,与周围脏器和组织的连接关系。

(3)腹膜间隙有无积液、积气,是否随体位改变而移动。

二、腹膜后间隙超声探测方法

(一)仪器和探头

1.仪器

应用具有彩色和频谱多普勒功能的腹部超声诊断仪器,如具有组织谐波、宽景成像等功能则效果更好。

2.探头

由于腹膜后间隙范围较大,部位深,又受到腹腔胃肠道气体的严重干扰,声像图的显示具有一定的难度。探头频率不宜过高,常规应用凸阵及(或)线阵探头显像,频率一般取 2.5～5.0MHz。在实际临床运用中,应该因人而异,根据不同受检者的体形、腹部情况,选择适当频率的探头以提高显像质量。而对于靠近腹后壁的深处病变,可选用低频探头或从后方经腰背部进行检查。

3.仪器的设置和调节

选择仪器预置的灰阶图像模式,并适当调节增益、深度、聚焦和动态范围以获得清晰的图像。

应用彩色及频谱多普勒超声检查时,可根据腹膜后间隙的大血管或肿块的具体情况,对彩色多普勒的条件(包括彩色增益、脉冲重复频率、基线、取样框大小、多普勒增益取样门宽及血流与声束夹角等)进行系统的调整。注意调节血流与声束夹角应<60°,取样门宽大小应是管径的1/3～1/2,壁滤波为50～100Hz。

(二)常规探测方法

1.检查前准备

患者检查前应禁食8～12h,肠道气体过多时可口服缓泻药或行清洁灌肠,以防受到胃内食物或肠道内粪便的影响而导致显像不清,必要时应饮水或口服胃肠道造影剂充盈胃肠道,以改善图像清晰度。观察下腹部或盆腔时,还可适度充盈膀胱后再行扫查。此外还应注意,检查前两天需禁行钡剂造影或钡剂灌肠。

2.常用体位

检查中患者常规采取仰卧位,双手上举置于头侧,以充分显露整个腹部及盆腔,也可根据不同需要取侧卧位、坐位、站立位、肘膝位及俯卧位,通过观察病灶的活动性,以鉴别肿块是否固定于腹膜后间隙。检查腹膜后间隙大血管时,患者常规取仰卧位,但检查脾动脉及肾动脉时,可采取侧卧位。

3.常用断面

(1)沿腹主动脉长轴及旁开的纵断面:沿腹主动脉长轴及旁开的纵断面扫查,可显示腹主动脉及分支、下腔静脉及属支、十二指肠横部、胰腺体部和肠系膜上动脉位于肾前间隙的纵断面。

(2)沿胰腺长轴及其上下的横断面:可显示胰腺、十二指肠降部及横部、胆总管下段、肝门静脉、脾静脉及肠系膜上动脉,相当于腹膜后肾前间隙。此外,还可显示腹主动脉和下腔静脉,相当于腹膜后肾周围间隙部分。

(3)经肾门的横断面:可显示肾门部的肾动、静脉及肾周围间隙各部。肾和肾血管位于肾周围间隙内。

(4)经髂腰肌和髂血管的下腹横断面:可显示脊柱前缘为弧形的强回声带,脊柱两侧腰大肌和腰方肌为宽带状中等回声或低回声。而髂外动、静脉,输尿管均位于肾周间隙内。

4.扫查方法和步骤

(1)对临床发现的肿块或可疑病变区进行超声检查时,应先在肿块区进行纵、横及斜断面连续观察,然后再对全腹、盆腔以及可能与之有关联的脏器和组织进行全面扫查。并适当加压以推开腹腔内的可活动脏器,缩短其与腹壁的距离,使图像显示得更清晰。腹膜后间隙疾病的超声解剖定位主要是通过观察腹膜后脏器、大血管、脊柱和腹膜后壁肌群来进行的。检查过程中注意图像的采集和存储,并按以下顺序进行。

①确定肿块的有无:腹膜后间隙的结构复杂,脏器较多,因此,应首先注意是否存在腹部肿块,即先对全腹进行纵、横、斜等多断面的连续扫查,观察是否有异常回声区。如果有,要明确该异常回声是否具立体感,并反复验证其重复性如何,有经验的超声医生不会单凭一个断面的表现就盲目下结论,更不会对重复性不佳的病灶草率做出诊断。②确定肿块的来源:当超声发现肿块后,应进一步扫查肿块邻近脏器的声像图表现。注意判断肿块与周围脏器间分界是否清楚、边缘是否完整,以鉴别肿块是否来自周围脏器或与周围组织是否有粘连及浸润。检查中可利用呼吸运动(尤其是深呼吸)、改变体位或用手推动肿块,观察两者的活动是否一致,由此来判断是腹腔肿块还是腹膜后肿

块。③确定肿块的数量：探测出腹膜后肿块，应继续反复扫查其周围，以确定肿块为单发或多发。单发者较易明确诊断，多发者常不易肯定其确切的数量。④测量肿块大小：取得肿块纵、横断面的最大截面图像，并测量肿块的上下、左右、前后各径线。⑤观察肿块的形态、轮廓、边界等各种特征性表现：从声像图上可以了解肿块的形态，诸如圆形、类圆形、椭圆形、梭形、哑铃状、分叶状、结节状还是不规则形。观察肿块的边界是否清楚；肿块的轮廓是否平滑整齐；是否呈伪足样或麦芒样浸润。观察肿块是否有包膜、包膜是否完整以及包膜的厚薄表现等。观察肿块的内壁或内侧缘是光滑还是毛糙，是否呈绒毛状、小丘状、乳头状、息肉状、伞状、菜花状及其他不规则形。观察肿块两侧是否具有侧后声影，侧后声影是内收还是外展形。观察肿块的后方回声表现是增强、稍增强、无改变、稍减弱还是显著减弱，以及肿块后方是否伴声影。⑥观察肿块的内部回声：肿块呈强回声、高回声、中回声、低回声、弱回声、无回声还是以上各回声的混合型，以及各回声所占的比例和范围；回声分布均匀、欠均匀还是不均匀。⑦其他：还应注意检查肝、脾、肾、肾上腺、胰腺及淋巴结是否有转移灶，以及转移灶在脏器内的分布区域、大小、形态、数量及有无胸腔积液、腹水。

(2)腹膜后血管探测的方法和步骤，应首先行横扫确定血管位置，扫查顺序可以是从上到下，也可以是从下往上；然后再改为纵扫，以便进行彩色及频谱多普勒超声检查。

5.腹膜后间隙疾病超声检查的注意事项

(1)腹膜后间隙疾病的超声检查中常需适当加压，以推开肠道气体，缩短探头与腹膜后脏器的距离，使显像更加清晰。但是，一旦在异位嗜铬细胞瘤的好发部位探及肿块，则操作宜轻柔，不可在肿块上加压，以免血压骤升诱发高血压危象而措手不及，并应注意观察患者有无不适。此外，对腹主动脉瘤的检查操作也一定要轻，不能加压。尤其对巨大的真性动脉瘤要特别小心，不要让患者快速翻动身体，严防破裂。如发现已有破口，且破口处有血液渗出或血肿形成，要立刻停止检查，并与家属和临床医生联系，及时处理，以免大量出血危及生命。

(2)腹膜后腔范围广泛，因此，超声检查务求全面仔细，应结合体位交换及多方向缓慢连续扫查，还可利用患者的呼吸变化观察了解病变组织的活动度及其与周围组织结构的关系，尽可能多地获得与疾病诊断及鉴别诊断有关的信息。

(3)鉴于腹膜后实性肿瘤多为恶性，在检查时要注意有关脏器内有无转移灶，相关血管内有无栓子。

(4)对已明确定位和(或)定性的肿瘤，要建议患者或家属及早进行手术治疗，并在等待手术期间能随访复查，以了解其动态变化及生长速度。

第三节 腹膜及腹膜腔疾病

一、急性化脓性腹膜炎

(一)病理和临床表现

腹膜炎分为原发性与继发性两类。前者仅占2%，大部分继发于腹内脏器的炎症、有系膜的胃肠道扭转、空腔脏器穿孔或实质脏器损伤破裂后，继发感染。腹膜炎可以被局限，趋向于自愈或形成局限性脓肿，也可因细菌繁殖和消化液的刺激而加重，腹膜充血水肿，产生大量渗出液，扩散发展为弥漫性腹膜炎。

急性腹膜炎的主要临床表现有腹痛、腹部压痛、腹肌紧张及全身感染症状如发热、白细胞升高等。弥漫性腹膜炎晚期,可发生感染性休克,危及生命。

(二)声像图表现

(1)腹膜腔积液:为腹膜炎的间接征象。腹膜腔内显示游离无回声区。早期多聚在炎症病灶或穿孔部位附近或局限形成腹腔脓肿,大量渗出则弥漫分布于肠间及脏器周围。腹膜腔内炎性渗液的流动有一定规律,并与腹膜炎扩散途径及随后形成脓肿的部位有关。右肝下间隙的炎性渗出液可沿肝肾间隙向上累及膈下间隙(右肝上后间隙),或经右结肠旁外侧沟向下流入盆腔,也可经网膜孔与小网膜囊相通。在左侧因有膈结肠韧带限制,聚集在左膈下和脾周围的脓液通常不能经左结肠旁外侧沟通向盆腔,因此,左结肠旁外侧沟脓肿比较少见。有不少早期病例临床已见典型的急性腹膜炎体征,超声扫描却不能显示腹膜腔内液体回声。

(2)原发病灶的超声表现:98%的急性腹膜炎为继发性,超声扫查应注意寻找可能存在的原发病变的声像图表现,较常见的原发病变有胃或十二指肠溃疡穿孔、急性出血性坏死性胰腺炎、绞窄性肠梗阻(多见于小肠扭转)、急性阑尾炎、急性胆囊炎、急性输卵管炎和脓肿破裂等。这些疾病都有各自的声像图特点。

(3)其他继发性改变:例如,因阑尾粪石梗阻而穿孔者,粪石可能落入腹膜腔,所形成的脓肿腔内可显示有声影的强回声团块;胃肠或阑尾穿孔者,腹膜腔内可能显示游离的气体回声;严重的腹膜炎病例合并肠麻痹,则肠蠕动减弱或消失,肠管大量积气。

(4)在声窗条件好的患者身上使用高频探头可能显示增厚的腹膜。表现为间距离增宽,肠间可见低回声带。

(5)超声引导下穿刺抽吸腹膜腔液体呈脓性。

(三)诊断与鉴别诊断

急性化脓性腹膜炎的诊断依据为:有急性感染的临床表现,声像图显示腹腔液体回声,腹腔穿刺抽出液为脓性。但需排除其他原因所致腹水。结合病史分析,不难鉴别。

(四)其他检查

怀疑急性胰腺炎的病例应查血、尿淀粉酶,考虑为消化道穿孔的患者需透视或拍片证实腹膜腔内是否有游离气体存在。CT检查在腹腔内及脏器周围可见水样低密度区。

(五)临床价值

急性化脓性腹膜炎有典型的症状和体征,临床多能正确诊断,但要找出病因,有时较困难。超声检查的目的在于帮助临床诊断腹膜炎的病因和估计腹腔渗液量。原因不明的急性腹膜炎是外科剖腹探查适应证,术前如能正确诊断,可避免不必要的探查手术,或在有准备的条件下施行手术治疗。

二、腹腔脓肿

(一)病理和临床表现

在急性腹膜炎发展过程中,脓液可积聚或被包裹而形成脓肿,多位于原发病灶附近,也可发生在腹腔内的任何部位。临床常见者有膈下脓肿、盆腔脓肿和肠间隙脓肿等。

脓肿位于膈下和横结肠及其系膜以上者统称为膈下脓肿,大多数继发于腹内器官化脓性感染或空腔脏器穿孔,少数属于腹部手术后的并发症。膈下脓肿常为逐渐形成,初起时往往被原发病的临床症状所掩盖,直至脓肿增大,原发病症状消退后仍有感染中毒症状开始引起注意,因缺乏特征性表现而造成的临床误诊时有发生。

盆腔脓肿常继发于因急性阑尾炎穿孔或其他原因引起的弥漫性或局限性腹膜炎,炎性渗液因重力作用下行,积聚于盆腔的盲肠膀胱陷窝或子宫直肠陷窝,形成脓肿。由于盆腔腹膜吸收毒素的能力低于上部腹腔的腹膜,全身中毒症状往往较轻,但常有直肠或膀胱刺激症状,如尿频甚至排尿困难等。

弥漫性腹膜炎积留在肠袢之间的脓液可能形成单发或多发性肠间隙脓肿,与周围肠管发生较广泛的粘连,临床表现有感染症状和不全性肠梗阻。

(二)声像图表现

成熟的腹腔脓肿呈有张力的圆形或椭圆形无回声区,脓腔壁较厚,后壁及后方组织回声增强。若脓液稠厚或含有较多组织坏死残屑,脓腔内可见浮动的细点状回声,加压扫查时有移动。如有腹膜围成脓肿轮廓,边界常较清楚。由于脓肿所在部位不同,声像图表现也有差别。

1.膈下脓肿

位于肝上间隙者因有膈肌和肝脏限制,脓肿常呈扁圆形,前后径较小,而上下径和左右径较大。小网膜囊脓肿可膨胀如球,因有腹膜包裹,故边界清整、整齐。大约25%的膈下脓肿常合并另一个腹腔脓肿,应注意扫查右肝下、肝上、结肠外侧沟和盆腔。右肝下间隙炎性渗液常经升结肠旁外侧沟流向右髂窝,甚至在盆腔形成脓肿,而右肝下有时并无明显的脓肿或积液。

2.盆腔脓肿

盆腔脓肿多位于盆底,脓肿的前、后、侧壁和底部都以腹膜为界,体积不大者常呈圆形。在女性患者,声像图表现有可能与卵巢囊肿相混淆。

3.肠间脓肿

肠间脓肿形状常不规则,多发者脓肿大小不一,因常合并肠粘连及不全性肠梗阻,故较小的脓肿不易被发现。

(三)诊断与鉴别诊断

超声诊断腹腔脓肿既敏感又准确,但不能区别积液和脓肿,有时也可与囊肿、血肿及皮样囊肿混淆。需结合临床资料分析,必要时进行诊断性穿刺。

(四)其他检查

膈下脓肿X线透视常见膈肌抬高,活动受限。腹部平片膈上可有胸腔积液和肺下叶部分萎陷;盆腔脓肿直肠指检往往发现有触痛的肿块,凸向直肠腔,有囊性感。CT扫描能精确地识别超声不能显示或显示不清的脓肿,尤其是诊断较小的肠间脓肿,CT扫描优于超声显像。

(五)临床价值

超声诊断腹腔内脓肿相当准确,定位也颇为可靠。以往难以发现的膈下脓肿,超声诊断的正确率达85%～95%,是一种迅速、简便的无损伤诊断方法,对重病患者尤为适用,应列为首选的诊断方法。在超声引导下穿刺引流,既能肯定诊断,也是良好的治疗手段。但因肠道气体回声干扰、患者过于肥胖、腹壁有开放伤口(有引流胶管或填塞纱条)、结肠造瘘口等均会妨碍超声扫查的结果,容易遗漏较小的脓肿或出现假阳性诊断。

三、结核性腹膜炎

(一)病理和临床表现

结核性腹膜炎多继发于肠结核、盆腔结核或肠系膜淋巴结核,病理改变主要有以下三种类型:

1. 渗出型

渗出型多见于急性病例,腹膜布满粟粒性结节并刺激腹膜引起充血渗出,产生大量腹水。亚急性及慢性病例可有腹膜增厚,结节增大及纤维化。

2. 粘连型

粘连型常见于腹水吸收以后,大量纤维蛋白沉着,继而纤维化,以致大网膜、肠系膜、肠道与壁层腹膜之间、壁层与脏层系膜之间,均可被一层很厚的结核性肉芽组织或纤维层黏附,肠管互相粘连形成包块。

3. 包裹型

腹腔内有局限性积液或积脓,或由腹水转变而成,脓液往往呈干酪状,或为多房性,也可侵蚀肠道形成内瘘。

结核性腹膜炎临床分为急性和慢性两型,后者多见。急性结核性腹膜炎多因粟粒性结核血行播散所致,或为腹内结核病灶如肠系膜淋巴结核突然破裂引起,临床表现有急性腹痛、低热和腹胀,但全身中毒症状及腹膜刺激征均不如细菌性急性腹膜炎明显。

慢性结核性腹膜炎患者一般有结核病的全身表现,如低热、疲乏、贫血、消瘦、食欲缺乏等症状。渗出型者往往有腹胀和腹部轻压痛,不少粘连型患者可触及不规则包块,包裹型积脓的肿块压痛较明显,粘连型和包裹型都可合并慢性不完全性肠梗阻症状。

(二)声像图表现

结核性腹膜炎的声像图表现复杂,与其病理类型有关。常见的慢性腹膜炎病例,可能同时有渗出和腹膜增厚,粘连增厚的实质性回声与包裹积脓并存。以渗出为主的病例,腹水游离无回声区可弥漫全腹或局限包裹,常见细小的点状低回声及分隔回声漂浮其中。如形成包裹演变为局限性脓肿时,可有假包膜形成,呈现类圆形或不规则形的单个或多房性低回声或无回声区,与腹内脏器无关,但可有肠管粘连。肠袢粘连与腹膜增厚为主者形成边界不清、回声杂乱的团块。

(三)诊断与鉴别诊断

超声检查有腹膜渗出的病例,特别是有其他结核病灶存在时,应考虑结核性腹膜炎的可能。引起腹腔积液的病因甚多,其中肝性、肾性和心源性腹水等比较容易识别,需要进行鉴别诊断的疾病主要有腹膜转移癌、肠系膜原发性肿瘤、腹膜间皮瘤和腹膜假黏液瘤等。

腹内肿块合并腹水的病例,首先应排除腹膜转移癌。癌种植转移结节最多见于盆腔,原发病往往是卵巢癌、胃癌或结肠癌,可显示相关的征象及肝脏和腹膜后淋巴转移结节,腹水量多者,还可见含气的肠粘连团块。

腹膜假黏液瘤病例的腹水弥漫全腹,可见分隔和大小不等的囊腔,腹腔穿刺可以抽出胶状黏液,有助于鉴别。

结核性包裹性肿块与肠系膜原发性肿瘤的鉴别较为困难。某报告中 8 例单纯性肠系膜淋巴结结核,其中 4 例超声检查提示肿瘤。细针穿刺活检是有效的鉴别诊断方法。

(四)其他检查

CT 检查腹、盆腔有无肿大淋巴结较超声敏感。

怀疑为结核性腹膜炎的病例,应注意检查身体其他部位有无结核病灶,尤其是腹内脏器结核。在适当病例,腹腔镜检查有助于发现腹膜结核、盆腔结核和进行腹膜活检。

(五)临床价值

常见的慢性结核性腹膜炎多继发于腹腔脏器结核,发病缓慢,症状模糊,早期诊断困难。超声检查虽不能直接诊断结核性腹膜炎,但可以发现腹水、肠管粘连、包裹性寒性脓肿、盆腔病变和肠系膜淋巴结肿大,为临床诊断提供有价值的影像学依据,并可在超声引导下穿刺腹水检验,协助临床做出正确诊断。

四、腹膜间皮瘤

(一)病理和临床表现

良性腹膜间皮瘤罕见,恶性腹膜间皮瘤常呈弥漫性生长,瘤组织沿腹膜匍匐蔓延,形成厚度不等的胼胝样改变,伴发大小不一的肿块,往往合并腹内肠道及实性脏器粘连,部分患者有腹水,并可为血性。此瘤很少发生远处转移,也极少侵入内脏的深部。

本病早期可无症状,诊断困难。肿瘤增大产生压迫症状,可有腹胀和隐痛,主要体征是腹部肿块和腹水引起的移动性浊音等。

(二)声像图表现

腹膜间皮瘤超声表现主要是腹膜增厚和腹水。受累腹膜局限性增厚,腹膜线宽窄不均或见断裂,也可形成肿块,多呈实性或混合性回声,轮廓不规则,边缘粗糙、模糊,病变与脏层或壁层腹膜粘连。腹水呈无回声区,腹水量多者,可见肠管粘连或肿块。

(三)诊断与鉴别诊断

超声检查发现腹膜局限性增厚或不规则肿块合并腹水,应怀疑腹膜间皮瘤,但声像图无特异性,相似的征象也见于恶性肿瘤腹腔内转移和结核性腹膜炎,应予以排除。

(四)其他检查

X 线检查是诊断腹膜间皮瘤的重要手段,钡餐造影可见小肠的肠袢变形,活动性差而固定,肠管有外压征象,甚至不全性梗阻,常合并肠袢排列和分布异常,但肠道黏膜无明显破坏,也无消化道内占位性病变。腹腔镜检查有助于本病诊断,除了能直接观察腹膜肿块外,还可取肿瘤组织做活检。

(五)临床价值

超声扫描可以显示腹水,发现腹膜增厚或肿块,确定肿块是实质性、囊性或混合性。但声像图表现缺乏特异性,与 X 线检查所见一样,不能明确诊断为腹膜间皮瘤,CT 扫描也无帮助。唯有在超声引导下穿刺腹水脱落法细胞学检查、穿刺吸取瘤组织活检、腹腔镜检取瘤组织病理检查,如能发现恶性间皮细胞即可确定诊断。

五、肠系膜原发性肿瘤

(一)病理和临床表现

肠系膜肿瘤少见,但恶性居多。任何肠系膜组织成分,诸如淋巴组织、平滑肌、纤维组织和脂肪组织、神经、血管等均可发生肿瘤。肠系膜继发性肿瘤比原发性肿瘤常见。原发性肿瘤多为单发,多发性较少。囊性肿瘤多数为良性,恶性肿瘤几乎全为实质性。部分良性肠系膜肿瘤可能恶变。肠系膜肿瘤无论性质如何,均以小肠系膜居多。

良性肿瘤较小者多无症状,往往长成较大肿块才被发现。肠系膜囊肿多见于儿童,初起时无明显症状,待囊肿增大,发生囊内出血或继发感染,则有隐痛或胀痛,腹部肿块,并有压痛。恶性肿瘤除有隐痛、胀痛和腹部肿块之外,常有食欲减退、消瘦乏力、发烧、贫血等症状。

(二)声像图表现

肠系膜肿瘤可为囊性、实性或混合性,肿块具有相当大的移动性是肠系膜肿瘤的特点,别于腹膜后病变。其移动性虽大,但通常不能降入盆腔,有别于卵巢肿瘤。

囊肿淋巴管瘤声像图上呈单房或多房性薄壁囊肿,可有分叶状轮廓。

肠源性囊肿,即囊性肠重复,多见于婴幼儿,70%以上发生在回肠系膜。声像图上呈与肠管并行的长形管状或带状无回声区,与肠管相通或不相通。

浆液性囊肿一般发生在横结肠和乙状结肠系膜,多为单发、单房囊肿。

肠系膜实性肿瘤的声像图表现与腹膜后间隙和其他部位软组织肿瘤相似。生长迅速的较大肿瘤因供血不足可发生中心性坏死或有出血、纤维化、钙化或囊性病变,使声像图表现复杂化。依据声像图不能诊断肿瘤的组织学来源。

CDFI表现:囊性肿瘤腔内无血流信号,实性肿瘤周边和肿块内见有斑片状或点状血流信号。

(三)诊断与鉴别诊断

声像图显示腹腔内囊性、实质性或混合件肿物,并有较大的移动性,但不能进入盆腔者,应首先考虑肠系膜肿瘤。恶性肿瘤多生长于肠系膜根部,常侵犯周围组织或与邻近脏器粘连。位置固定。较大的良性肿瘤因继发感染与邻近脏器粘连,移动性小,常造成定位困难,因此,肠系膜较大的肿块多诊断为腹膜后占位性病变。

肠系膜和大网膜肿瘤的声像图表现相似,并都有较大的移动性,声像图上很难区别。

(四)其他检查

X线钡餐造影可显示肠袢受压移位,如有肠壁僵硬、钡剂通过困难或缓慢,提示肿瘤可能为恶性。CT扫描能够提供肿瘤的确切位置,但有时仍不易与大网膜肿瘤鉴别。

(五)临床价值

据报道,超声扫描能发现的腹膜腔内的最小实质性肿瘤直径为2.0~2.3cm,发现较大的肿瘤应无困难。肠系膜肿瘤有较大的移动性,有别于腹膜后肿瘤,虽不能确定是来源于大网膜还是肠系膜,但大网膜肿瘤更为少见。声像图所见也不能诊断肿瘤的病理类型,需在超声引导下穿刺活检才能做出组织学诊断。

六、腹膜转移癌

(一)病理和临床表现

腹膜继发性肿瘤主要的病理特征是肿瘤结节和癌性腹水。腹腔脏器的癌肿累及浆膜后形成转移性结节,结节的数量不定,大小不一。由于重力向下的缘故,癌种植多见于盆腔,其次是小肠的肠系膜附着缘。腹膜广泛癌转移引起癌性腹膜炎,常导致大量腹水和腹腔内脏器相互粘连,大网膜往往严重受累,卷曲增厚呈饼状,即所谓的"网膜饼"。腹水为浆液性或血性,至晚期,转移性癌结节可遍及腹膜各处。继发性腹膜肿瘤来源于浆膜下淋巴丛癌,转移者为数极少。

常见有腹膜转移的癌症,如胃癌、结肠癌、卵巢癌等,已是晚期,患者多已有恶液质和腹水,或可扪及原发肿瘤、肿大的淋巴结、肝脏转移结节、网膜肿块等。

(二)声像图表现

1. 癌性腹膜炎

大多数癌性腹膜炎合并腹水,声像图上表现为肠间和脏器周围游离无回声区,并可见腹腔内脏器粘连,肠粘连尤为明显,在腹水衬托下显示为含气的不均质团块。

2. 癌肿转移结节

癌肿转移结节多见于盆腔内腹膜,其次为小肠的肠系膜附着缘,大网膜严重受累时于腹水中显示为增厚和僵硬的"网膜饼"。但多数患者转移结节体积较小,声像图上不能显示,只有少数前或侧腹壁腹膜的较大癌结节在腹水的衬托下显示为等回声或高回声结节,才有可能被发现。

3. 原发肿瘤

原发肿瘤主要是胃癌、结肠癌和卵巢癌,有时超声扫查可以显示相关的图像特征。子宫癌、膀胱癌、肾癌、胰腺癌和前列腺癌等极少发生腹膜转移。

4. 其他远处转移

腹部超声检查可能发现肝脏和腹膜后淋巴结转移的征象。

(三)诊断与鉴别诊断

如有明确的胃癌、结肠癌或卵巢癌病史,或超声检查发现这些原发肿瘤的声像图表现,同时显示有腹水征象者,即可提示诊断腹膜转移癌,多数患者不能发现腹膜转移结节。注意勿将肠粘连误认为肿瘤,肠粘连团块中可见蠕动或气体回声。如有怀疑,可在超声引导下腹腔穿刺,将抽出的血性腹水离心沉淀染色涂片做细胞学检查,如能找到癌细胞即可确诊。癌性腹膜炎患者腹水癌细胞的检出率各家报告相差较大,从48%到85%不等。

(四)其他检查

有腹膜转移的患者多是癌症晚期,临床早已明确诊断。通常无须再做其他检查。除非是原发疾病尚不明确的初诊患者,超声检查显示腹水和包块,未能发现盆腔肿瘤,怀疑癌性腹膜炎者,应作内镜检查、消化道造影及钡剂灌肠等检查以排除胃肠肿瘤。

(五)临床价值

早期的腹膜转移癌并无特殊症状,往往因原发肿瘤作超声检查时被发现,有助于临床估计患者的预后。发现腹膜种植转移者已经失去手术根治的机会,如同时发现肝转移和腹膜后淋巴结转移,更是晚期表现。

七、腹膜假性黏液瘤

(一) 病理和临床表现

腹膜假性黏液瘤以腹膜有多发性胶冻样肿瘤种植及合并大量黏液性腹水为特征,多因卵巢或阑尾黏液囊肿破裂引起,也可以视为腹膜继发性肿瘤的一个特殊类型。黏液囊肿破裂后,腔内的黏液连同被覆囊壁的上皮细胞进入腹膜腔,广泛种植于腹膜并不断产生黏液。黏附于脏层或壁层腹膜以及大网膜上的黏液物质,可能被腹膜增生的结缔组织纤维包裹,并形成直径1~2cm大小的囊泡(假黏液瘤),也可能自腹膜脱落,漂浮于腹水中。黏液和上皮细胞刺激腹膜可引起黏液性腹膜炎和腹膜粘连。

主要症状为进行性腹部胀痛,腹部膨大,病程较长。早期全身状况尚好,晚期可出现食欲下降、无力、消瘦,呈恶液质表现,部分患者因肠梗阻而就诊。

(二) 声像图表现

典型的超声征象是腹膜腔显示多发游离无回声区,腹水可分隔如蜂窝状,并见大量成堆分布的点状回声随体位改变而缓慢移动,肝脏表面可见小囊附着。因卵巢黏液瘤破裂起病者,在盆腔内可能探及残存的多房性肿块。

(三) 诊断与鉴别诊断

腹膜假性黏液瘤的图像应与化脓性腹膜炎和腹膜转移癌鉴别。声像图所见结合临床病史可提示本病。在超声引导下使用粗针穿刺,若抽出具有特征性的黄色胶冻样黏液性腹水,有助于确定诊断。

(四) 其他检查

怀疑腹膜假性黏液瘤的女性患者应作妇科检查,因卵巢假性黏液瘤破裂发病者,往往可发现子宫附件包块或子宫直肠陷窝肿物。

(五) 临床价值

腹膜假性黏液瘤少见,临床症状缺乏特异性,除非有明确的卵巢和阑尾黏液性囊肿破裂的病史,声像图所见一般很难明确诊断腹膜假性黏液瘤。超声扫查如见腹水样的渗出物中有分隔或在肝表面形成包裹,应怀疑本病,最后确诊需穿刺腹水检验。

第四节 腹膜后间隙大血管疾病

一、腹主动脉移位

(一) 病理与临床概要

腹主动脉移位即腹主动脉沿脊柱左侧纵向走行的正常位置出现偏移。脊柱侧凸的患者腹主动脉会随之移位;紧贴腹主动脉的肿块和(或)肿大淋巴结挤压推移腹主动脉造成移位;部分老年人,腹主动脉壁中层的弹性纤维逐渐退化、变性、松弛、延长而出现不同程度的腹主动脉迂曲并向左或右侧移位。

(二)超声表现

纵行扫查时,灰阶显示有明显搏动的腹主动脉由上到下逐渐变小、变浅的正常形态而呈迂曲状态向左或右侧移位。彩色多普勒和脉冲多普勒显示在迂曲管道内血流信号充盈良好,脉冲多普勒可以探到腹主动脉频谱。

检查时应注意:

(1)对老年患者要仔细观察腹主动脉壁内有无异常回声(粥样斑块),如果有,应描述其大小、数目、形态、回声类型。

(2)对腹主动脉出现受压、变形的部位,要仔细检查其周边有无占位性病灶,如果有,要如实仔细描述。

二、腹主动脉瘤

(一)病理与临床概要

腹主动脉瘤通常是指在各种原因的损伤和破坏作用下腹主动脉壁局限性、持久性的异常扩张。

腹主动脉瘤的发病机制至今依然不明。可能是由于局部动脉粥样硬化、动脉壁的滋养血管狭窄、梗阻或栓塞、外伤、感染、大动脉炎及马方综合征、先天异常等导致动脉壁中层弹性纤维破坏、变性、断裂,动脉壁失去弹性,在动脉血压和血流冲击的持续作用影响下,受损段局部血管逐渐扩张、撕裂、破损而形成。按其病理类型不同,可分为真性动脉瘤、假性动脉瘤和夹层动脉瘤三类。

1.真性动脉瘤

好发于肾动脉水平以下、髂动脉分叉处以上的腹主动脉,动脉瘤壁与腹主动脉壁延续良好。患者多有腹主动脉粥样硬化史。由于腹主动脉瘤持续承受血流较大的压力,使其无休止地逐渐扩大,压迫推挤邻近器官并向体表膨出,成为搏动性肿块。真性腹主动脉瘤按形态又可分为:

(1)球形动脉瘤:受累血管段管壁呈球状扩张,这种动脉瘤常并发附壁血栓形成。

(2)梭形动脉瘤:在管壁较薄弱区域渐进向四周均匀扩张并逐步向病变较轻的两端延伸,直到正常管壁处,从而形成梭形动脉瘤,较少有附壁血栓。

(3)其他:还有哑铃状、筒状、舟状、蜿蜒状等。动脉瘤的形态均源于动脉受损的部位、程度和范围一般以梭形和球形动脉瘤较为常见。

2.假性动脉瘤

假性动脉瘤多有外伤史,致受伤处局部动脉壁破裂,其他病因有动脉炎性病变及医源性损伤,如动脉穿刺、插管、动脉吻合术后、感染或缝合不当引起吻合口部分离断等。近年来,由于介入治疗的发展和推广,医源性外伤所致的腹主动脉假性动脉瘤明显增多。血液通过破裂口进入邻近的肌肉和筋膜间隙,形成破裂侧搏动性血肿。血肿的中心部为液性状态,与血管相通,周围则由软组织或结缔组织所包围形成瘤壁。一段时间后,瘤内形成凝血块,最终被机化或吸收。

3.夹层动脉瘤

患者多有高血压及动脉硬化的病史,由于动脉壁中层变性、坏死,血液流经内膜破口进入管壁中层,使中层撕开形成一个假腔,假腔在血流压力下于其末端病损处再度破口进入真腔,形成另一个血流通道,从而将原来管腔中的血流以内膜为界分成两路。一般原发于腹主动脉的夹层动脉瘤很少见,大多数为主动脉弓或胸主动脉夹层动脉瘤向下延伸所致。大多数中、小腹主动脉瘤患者均无症状和体征,很多都是在体检中偶然发现,其可能有的非特异性表现如下。

(1)腹痛、腹胀:部分患者有轻微的腹部或腰背部的疼痛,可有压痛。

(2)多数患者常觉局部有搏动感的腹部肿块,是最典型的体征,多位于脐周及中腹部,呈膨胀性搏动。除肥胖患者外,一般均可触及搏动性肿块伴压痛。进行主动脉瘤的触诊,尤其伴压痛时,必须特别小心,避免导致其破裂。部分患者听诊可闻及血管收缩期杂音,足背动脉搏动减弱或消失,当瘤体的附壁血栓脱落时可引起远端动脉的栓塞,在其供血区范围内出现缺血症状,以致坏死。

(二)超声表现

1.真性动脉瘤

灰阶超声可见腹主动脉局部管径增宽,失去正常形态,管壁常向一侧凸出。因受累侧管壁的位置不同导致声像图表现也不同,前壁凸出者,纵断面上可探及腹主动脉无回声区局部呈囊状向前突起,瘤体前后径显著增大;侧壁凸出者,纵断面上仅能在腹主动脉的一侧显示圆形或椭圆形无回声区,横断面上常呈椭圆形无回声区,其横径增宽显著。瘤体前后壁边界清楚,可见其与心律一致的搏动。瘤体无回声区前后壁与其上下端的腹主动脉前后壁相连续,瘤体无回声区亦与腹主动脉无回声区相连通。当腹主动脉瘤形成时,还可出现腹主动脉长度增加,因此,瘤体处动脉常见走行迂曲,并多向左侧偏移。彩色多普勒超声显示瘤体内流速减慢,可见涡流,瘤体内呈红蓝参半或红蓝相间的血流信号,当伴有血栓时可见充盈缺损。脉冲多普勒超声频谱显示瘤体内收缩期峰值血流速度下降,呈双向血流。

2.假性动脉瘤

灰阶超声显示腹主动脉管壁连续性中断,于破裂侧局部形成血肿样回声,形态不规则,壁回声不均匀,偶尔腔内充满点状沉积物浮动,压迫瘤体近端动脉可使瘤体缩小。彩色多普勒显示瘤体内紊乱的"五彩"血流信号。收缩期可见一束高速"喷射"状血流自腹主动脉射向瘤体内,起始部细窄,多呈单色,进入瘤体内径即增宽,呈多色表现,血流基底部就是破口的位置,舒张期可见反向血流由破口进入主动脉腔。当瘤体内血栓形成时,彩色多普勒可见充盈缺损。脉冲多普勒在瘤体内可探及不同类型的动脉血流频谱。

3.夹层动脉瘤

灰阶超声显示夹层动脉瘤处的腹主动脉增宽,断裂处动脉的内膜分离形成一线状回声在腔内飘动。横断面可见两个内径不同的椭圆形无回声区,即被分成的真腔和假腔,假腔内径一般大于真腔。动态观察病变处可见真腔和假腔之间的隔膜随着每一次动脉搏动而摆动,收缩期隔膜摆向假腔,其内可伴血栓形成。纵断面上如果夹层动脉瘤发生在前后壁者,可显示为两个内径不同的管状无回声区。若动脉中层环形剥离,则横断面上呈双环状,内环为细弱的内膜回声,外环为外膜的高回声。可见中断处,即为破口处。彩色多普勒显示真腔变窄,血流速度较快,呈明亮彩血流,而假腔内血流常缓慢,色彩暗淡。脉冲多普勒频谱能更好地反映不同的血流特征。变窄的真腔内为高速频谱,假腔内为收缩期正向、舒张期反向高低速湍流频谱。多普勒超声确定是否累及腹主动脉分支。

4.腹主动脉瘤破裂

腹主动脉瘤破裂可引起大量血液进入腹膜后间隙,为腹主动脉瘤最严重的并发症。腹主动瘤急性破裂是外科的急诊,往往来不及做超声检查。少数破口小、病情不危重的患者在缓慢形成局限性扩张的血肿时,多会申请多普勒超声检查,此时探测手法宜轻。声像图上可见腹主动脉瘤周围部分或完全被一个无回声、低回声或混合性回声所包围,与之相通,与心律同步搏动,即假性动脉瘤形成,通常使邻近器官移位。如果破裂处孔腔甚小,超声难以显示其破口处,常可被误诊为与腹主动脉瘤相粘连的囊实性肿块,可通过 CDFI 及 PW 细致检查,避免误诊。

(三)诊断与鉴别诊断

超声可发现腹主动脉瘤,并能够显示瘤体的大小、范围,提供瘤壁结构的详细情况,了解有无动脉硬化斑块及附壁血栓。彩色和脉冲多普勒血流超声可以明确动脉瘤的部位,特别是与肾动脉的关系,了解瘤内血流紊乱程度,明确有无血栓,也易与其他腹部囊性病变鉴别。对腹主动脉瘤的诊断很有价值,为目前首选的诊断方法。对于那些由于某些原因不能或暂时不能手术的患者,使用超声定期随访检查也有非常实用的临床价值。

必须注意,超声检查时,动作要轻,不可加压。应从膈顶开始,纵向和横向扫查相结合,缓慢向下至腹主动脉分叉位置。精确测量瘤体上端与下端的内径与外径,特别是要注意腹主动脉近侧段累及范围,确定腹主动脉瘤与肾动脉起始部之间的距离,并努力显示肠系膜上动脉和腹腔动脉的开口,以确定这些血管开口是否与动脉瘤相通,尽可能为手术提供可靠、有用的信息。由于分叉处的动脉瘤容易被忽略,最好全面扫查至髂总动脉起始段,同时了解腹主动脉及主要分支是否有狭窄,及有无其他并发症,如肾盂积水、腹膜后纤维化、远端动脉梗阻等。体型较瘦的受检者腰椎过分地前凸或腹主动脉周围的肿瘤可引起动脉瘤的伪像,须与之鉴别。

夹层动脉瘤是很危险的病变,及时诊断和治疗非常重要。多普勒超声在诊断夹层动脉瘤方面特异性很高。因撕开的夹层动脉可向远端及大分支扩展,故应全面检查腹部动脉以明确病变范围。

三、内脏动脉瘤

(一)病理与临床概要

内脏动脉瘤即腹主动脉中各内脏动脉及其分支所产生的动脉瘤。内脏动脉瘤很少见,但内脏动脉瘤破裂的发生率可达 10%~20%,近年来创伤和动脉硬化逐渐成为肝动脉瘤的主要原因。内脏动脉瘤中脾动脉瘤最为常见,约占 60%,其次为肝动脉瘤(20%)、肠系膜上动脉瘤等。

内脏动脉瘤通常无任何症状,经常在检查身体时偶尔发现。

(二)超声表现

内脏动脉瘤的特征性超声表现为受累动脉有局限性扩张,形成各种形态的膨出,瘤内显示为红蓝相间的漩流血流信号,该特征随瘤体增大而明显,瘤体与相连的动脉干及瘤体内均为动脉血流频谱。

四、动脉粥样硬化

(一)病理与临床概要

动脉粥样硬化斑块是高血压、糖尿病、高胆固醇等疾病的常见并发症之一,往往是在进行腹部其他部位检查时偶然发现。随着斑块的增大与增多,管腔狭窄影响血流的通畅,使累及的靶器官缺血时,则出现相应的征象。如肾动脉狭窄可出现不能被药物控制的肾性高血压;如髂外动脉狭窄,则受累下肢将出现疼痛不适、麻木、痉挛等症状。长期缺血的器官可出现纤维化、功能减退乃至萎缩。当血管完全堵塞时，则导致靶器官坏死。如肠系膜上动脉堵塞则引起腹部剧痛，受累肠段坏死、休克等。

(二)超声表现

腹膜后间隙的动脉都有发生动脉粥样硬化的可能，以腹主动脉为例超声表现如下。

1. 灰阶超声

灰阶超声显示搏动减弱，管壁僵硬，严重者伴有形态改变，管壁不规则增厚，内壁不光滑，如腹主动脉内膜面增厚毛糙、中内膜厚度＞1.0mm，呈均匀性或不均匀性低回声或中等回声，附于管壁一侧或占据管腔大部分，呈偏心性，形态不规则，后方无声影；部分患者斑块呈强回声，后方伴明显声影，部分患者可见多种类型的斑块混合存在。当血管内膜破坏常导致小灶性出血时，斑块回声不连续，表面凹凸不平时，则提示血管内壁溃疡形成。

2. 彩色多普勒超声

轻度或早期的动脉硬化彩色多普勒超声无明显异常表现，如果斑块较大则局部彩色血流信号充盈缺损，血流束变细，狭窄处血流信号强度明显增高，狭窄严重处可出现多彩镶嵌。

3. 脉冲多普勒超声

当动脉硬化不引起血流动力学障碍时，脉冲多普勒频谱基本正常；当粥样硬化引起腹主动脉较严重狭窄时，狭窄处收缩期峰值流速增高，其下游呈湍流频谱。重度狭窄时，由于流经狭窄处的血流明显减少，收缩期峰值流速反而降低。

(三)超声诊断价值

灰阶超声结合彩色多普勒超声可观察腹主动脉的走行、血流充盈情况，有效估计病变的范围和血管狭窄程度等。已成为观察和随访腹主动脉粥样硬化斑块的常规检查手段，为临床提供真实可靠的资料，具有重要的临床价值。

五、大动脉炎

(一)病理与临床概要

大动脉炎是一种慢性进行性、非特异性的大动脉及其主要分支的慢性炎症，导致节段性动脉管腔狭窄以致闭塞，并可继发血栓形成。病因尚不明确，也称无脉症、主动脉弓综合征及高安病。以主动脉弓及其分支最多见，其次为降主动脉、腹主动脉和肾动脉，可能导致心力衰竭、脑出血、急性肾衰竭、心肌梗死、主动脉夹层动脉瘤等。

绝大多数大动脉炎患者是女性，发病年龄多＜40岁，常见于亚洲女性。根据累及血管、范围、程度的不同，病程长短不一，症状各不相同。早期可出现低热、头痛、乏力、体重减轻、高血压、背痛、关节痛等非特异性的症状，当病程进展时，可出现间歇性跛行、心力衰竭、休克、神经系统症状等。大多发展缓慢，预后较差。

(二)超声表现

灰阶超声表现为管壁弥漫性或局限性环形增厚，称为通心粉征。累及的动脉可表现为僵硬，搏动减弱，内膜毛糙，回声增强，可出现管径扩张、动脉瘤形成、狭窄、栓塞甚至闭塞，常伴有侧支循环的建立。彩色多普勒超声显示彩色血流变细，当病变较广泛时可出现一段较长的充盈缺损，彩色血流束边缘不整齐,狭窄处血流色彩明亮;当局部狭窄严重时,在狭窄处出现彩色血流明显变细,呈多彩镶嵌。脉冲多普勒超声在轻度狭窄时无明显改变,较严重的狭窄处可探及高速血流信号。另外,多数大动脉炎患者可同时或先后累及多个部位的动脉,如同时累及颈动脉、肾动脉,可出现类似的灰阶和彩色多普勒超声的改变。

(三)超声诊断价值

灰阶超声可提供管壁增厚、管径狭窄、动脉斑块等信息,能早期发现动脉壁增厚,尤其在显示微小颈动脉病变方面优于血管造影。同时,彩色多普勒超声可显示管腔内血流情况,能较好地判断血管狭窄程度,便于长期随访和疗效监测。Schmidt等认为超声和血管造影在诊断大动脉炎中可互补,能显示动脉管腔变化,具有图像清晰、细小血管分辨力高等优点,特别是全貌显示大动脉炎累及的血管,对手术和介入治疗前的评估至关重要。

六、急性腹主动脉闭塞

(一)病理与临床概要

急性腹主动脉闭塞少见,但是危及生命,是血管科急症,多数是由于心脏内膜的血栓或动脉粥样硬化斑块脱落所致,高凝状态造成血栓形成也是急性腹主动脉闭塞的病因之一。此外,各种有创血管检查和介入性治疗的开展与普及也使医源性因素有所增加。

患者年龄多在50岁以上,常伴有高血压、冠心病、高血脂或糖尿病史。根据病变部位和范围,缺血或梗死引起的临床表现各不相同。病变好发于腹主动脉分叉处或腹主动脉分支处。当病变发生于腹主动脉分叉处及髂动脉时,可出现典型的"5P"征象(突发性双下肢疼痛、双下肢动脉搏动消失、苍白、感觉异常、功能障碍)。这种症状是由重度缺血所致,当血液循环重建后,此功能障碍是可以恢复的;当发生于肾动脉水平的急性腹主动脉闭塞可能出现血尿、急性腰肋痛等,而急性肠系膜闭塞是由于急性腹主动脉闭塞累及腹腔动脉或肠系膜上、下动脉造成肠段缺血或梗死,出现严重、弥漫性腹痛。

(二)超声表现

灰阶超声显示腹主动脉内膜粗糙、增厚明显,管壁呈不均匀的增厚并附有多个大小不等的斑块,可伴声影,以中下段较明显;如管腔狭窄或局部完全闭塞,则搏动消失。腹主动脉不完全性闭塞时彩色多普勒超声显示血流信号充盈、缺损,完全闭塞时病变处无血流信号,其周围可见形态不一的条状血流信号,提示侧支循环形成。

(三)超声诊断价值

凡突发双下肢神经性功能障碍的患者均应考虑急性腹主动脉闭塞的可能,灰阶超声和彩色多普勒超声应作为首选的检查方法,需作下肢彩超检查,尤应特别注意鉴别腹主动脉有无病变。超声能清晰显示动脉内膜及管壁情况,了解有无粥样斑块、管腔有无狭窄和(或)闭塞、腔内血流充盈情况及动态变化,还能有效估计病变范围及狭窄程度,可以快速做出腹主动脉栓塞的诊断,及时为临床提供可靠的有效信息,有利于治疗方案的建立。而且便于动态观察病变的进展及治疗效果,且费用较低,具有明显的优越性和很高的实用价值。

七、腹部动静脉瘘

(一)病理与临床概要

动静脉瘘是指多种原因的损伤造成邻近动脉和静脉之间出现异常的交通,使压力高的动脉血流通过该异常的瘘口进入压力低的静脉内。动静脉之间的瘘口持续存在并不断扩大,瘘口近端动脉常有进行性扩张和伸长、扭曲。静脉壁由于长期受动脉血流的冲击造成内膜增生、纤维化以及不规则增厚,形成动脉壁样改变,其周围可见侧支循环形成,静脉侧支比动脉侧支要多。

动静脉瘘可分先天性和后天获得性两种,后天获得性动静脉瘘的最常见原因是外伤。此外,透析治疗所需的动静脉瘘等医源性因素以及动静脉血管病变均可引起动静脉瘘。

腹膜后动静脉瘘较常见的发生部位主要有:

(1)腹主动脉和下腔静脉瘘:在腹部动静脉瘘中最常见,常见病因为创伤和腹主动脉瘤向下腔静脉穿破,有报道称,创伤性腹主动脉腔静脉瘘占腹主动脉腔静脉瘘发生率的10%~20%。此外,由于腹主动脉和下腔静脉的解剖位置极相近,因此,椎间盘手术易造成腹主动脉和下腔静脉瘘的形成。

(2)肾动静脉瘘:常见病因有先天性和后天性两种,肾脏肿瘤、创伤、手术、炎症和动脉粥样硬化都可导致后天性肾动静脉瘘,而先天性发育异常导致的先天性肾动静脉瘘主要表现为动静脉之间存在大量细小的蔓状交通支,多见于肾实质内。后天性的肾动静脉瘘,动静脉之间的交通支多为单个或局限性,病变可在肾内或肾门附近发生。

(3)其他还包括经皮穿刺所造成的肾动静脉瘘、肠系膜上动静脉瘘和髂动静脉瘘等。

动静脉瘘因发生于不同部位和累及不同的血管而具有各自特征性的表现,外伤性动静脉瘘多见于四肢血管,腹部血管较少见,局部可能触及搏动性肿块,可闻及持续性粗糙的血管杂音,发生动静脉瘘的脏器有严重缺血的表现。如腹主动脉下腔静脉瘘可造成外周循环阻力明显下降,心排血量增加,可出现收缩期血压基本正常,舒张期血压明显下降,以致脉压增宽。另外,由于下腔静脉压力增高,回流受阻,易并发下肢静脉扩张,引起静脉瓣继发功能不全,出现下肢肿胀。肾动静脉瘘的主要症状为血尿,也可因肾缺血导致肾性高血压。及时处理则疗效显著,故早期诊断至关重要。

(二)超声表现

1.灰阶超声

动静脉瘘的瘘口处可见一无回声区,与相邻的动脉和静脉同时连通,因瘘管形状不同,无回声区的形状表现也各异。受累动脉的管壁连续性中断,受累静脉的管腔内径局部扩张,可呈瘤样改变。瘘口处近心端的动脉内径正常或增宽,并可扭曲呈瘤样,搏动增强;而远心端的动脉内径通常变细,搏动减弱。瘘口处远心端的静脉内径明显增宽,可呈瘤样扩张,有时可见与动脉一致的搏动。若静脉内形成血栓,则静脉腔内可见附壁低回声或稍高回声斑块。若瘘口较大,可在灰阶超声上直接显示出瘘口与动静脉之间的位置关系;但若瘘口很小,则难以直接显示。另外,动静脉损伤周围常形成血肿或较多的侧支循环,可造成回声杂乱的声像图,必须借助彩色及频谱多普勒超声加以明确。肾动静脉瘘患侧肾脏可能发生缺血萎缩或肾盂积水。

2.彩色多普勒及脉冲多普勒超声

动静脉瘘的瘘口处彩色血流呈带状或瘤状由动脉流入相通的静脉内,血流呈五彩镶嵌型或色彩十分明亮。瘘口近心端的动脉血流流速加快,色彩明亮,远心端的动脉血流流速可显示正常,或因瘘口的大量分流而致流速减低,色彩变暗。远心端的静脉因高速动脉血流的注入,流速增快,方向紊乱,彩色亮度增加,并可出现五彩镶嵌的血流信号,并伴有搏动感,即出现静脉动脉化。而当静脉腔内形成血栓时,彩色血流出现充盈缺损,彩色血流较扩张的静脉管腔要细。脉冲多普勒超声瘘口处可测得方向紊乱的高速湍流频谱,而静脉内可测得搏动性的高速动脉样频谱。肾动静脉瘘因瘘口处大量分流,还可引起内、外肾静脉的广泛扩张,并可累及下腔静脉。

(三)超声诊断价值

结合灰阶和多普勒彩色超声检查,动静脉瘘的诊断一般比较容易,但发生在腹膜后间隙的动静脉瘘,因其位置深、走行迂曲、变异较大、常受胃肠道气体的遮盖,超声表现相对不典型,需注意与动静脉瘤和腹膜后囊性或囊实性肿瘤等其他疾病相鉴别,肾动静脉瘘还要注意与肾内肾盂肾盏扩张进行鉴别。此外,还应进一步追踪动静脉瘘的来源动脉及远端静脉,以明确瘘口位置和发生动静脉瘘的血管及有无侧支循环形成。彩色多普勒超声是筛选及诊断动静脉瘘的常用方法。因其不受瘘口大小影响,故在确定瘘口位置、间接估测瘘口大小及范围方面可发挥很大的作用,由于这些资料对手术方式的选择很有价值,所以术前明确诊断十分重要,彩色多普勒超声对此类疾病的诊断、随访及疗效评估都具有明显的优势,应作为首选检查方法。

八、肠系膜上动脉综合征

(一)病理与临床概要

肠系膜上动脉综合征罕见,是由十二指肠第 3 段在腹主动脉(AO)和肠系膜上动脉(SMA)之间的夹角内受压而引起的胃肠道紊乱,部分可危及生命,又称为 Wilkie 综合征,肠系膜上动脉综合征引起的十二指肠受压可分为急性和慢性两种。

肠系膜上动脉在第 1 腰椎水平起自腹主动脉前方。十二指肠第 3 段和左肾静脉均需在 AO 和 SMA 起始部所形成的夹角内通过,如夹角偏小则必会受压,正常 SMA 与 AO 间角度≥30°,AO 和 SMA 距离正常为 10~15mm。SMA 与 AO 间角度与距离减小的原因有以下几点:①十二指肠悬韧带过短导致十二指肠远端位置升高;②肠系膜上动脉起点位置降低;③脊柱过伸(如脊柱前凸、脊柱过伸位的躯干石膏固定后);④体重减轻或高分解状态(烧伤、大手术后体重下降又长期卧床)引起脂肪垫消失;⑤十二指肠周围炎症粘连及肠系膜上动脉根部附近肿大淋巴结的压迫等。

左肾静脉在十二指肠横部上方,更靠近夹角尖端,故最先受压者为左肾静脉(LRV),所以如有 LRV 扩张,那么此角度肯定有狭窄。故"胡桃夹"现象也是肠系膜上动脉综合征的间接征象之一。

肠系膜上动脉综合征典型症状是餐后上腹部疼痛和不适、恶心、大量呕吐、食欲减退、严重者体重下降,反之,体重减轻更加重了十二指肠受压。按病程可将其分为两类:急性梗阻多无胃肠道前驱症状,常继发于躯干石膏固定、牵引或卧于过度伸展的支架之后,主要表现为急性胃扩张征象;慢性梗阻是最常见的类型,多发于瘦长体形的青年、中年患者,主要症状为呕吐,多在饭后出现,呕吐物含胆汁和所进食物。症状呈间歇性反复发作,缓解期或长或短,体位改变可使症状加重或减轻,左侧卧位或胸膝位可部分减轻症状,而仰卧位症状加重。

(二)超声表现

灰阶超声上,应对 AO、SMA、十二指肠及胃进行连续扫查,仔细观察 SMA 与 AO 之间的角度有无减小、SMA与AO的间距是否明显变小、是否出现肠段受压的表现,如肠内容物通过困难和近端十二指肠肠段内径明显扩张等,十二指肠降部扩张形成特殊的"漏斗形"或"鸟嘴样"或"葫芦形",十二指肠出现强烈蠕动和逆蠕动或"钟摆样"的运动,肠段受压后引起胃排空减慢,左侧卧位片刻上述现象即可稍缓解或明显减轻或消失,部分内容物通过,彩色及脉冲多普勒可见,一般认为SMA与AO间角度越小,SMA流速越快;并且SMA受夹角内十二指肠张力等因素影响,跨越十二指肠处流速更快。

(三)超声诊断价值

超声能无创性显示SMA与AO间角度、SMA与AO的间距,并实时显示左侧卧位肠段受压明显减轻或消失以致内容物通过,对诊断肠系膜上动脉综合征(SMAS)具有非常重要的临床意义,但是操作中需注意:①腹胀明显者不宜选择超声诊断;②探头接触腹壁时忌用力,以免造成人为的夹角变小;③非急性期胃扩张等情况的超声声像图表现可不典型;④检查时患者需保持站立位,因多数患者SMAS症状于卧位可缓解,而不会出现十二指肠淤积的征象。肠系膜上动脉综合征需要与类肠系膜上动脉综合征鉴别,类十二指肠综合征的病理生理是肠壁肌肉萎缩,异常虚弱的肠壁导致在肠系膜上动脉综合征水平近端的肠道扩张,且蠕动减弱或消失,故可资鉴别。

九、下腔静脉综合征

(一)病理与临床概要

下腔静脉综合征是指下腔静脉受邻近病变侵犯、压迫或腔内血栓、癌栓等原因引起的肾静脉平面以下的下腔静脉部分性或完全性阻塞,下腔静脉血液回流障碍而出现的一系列临床症候群,肝静脉回流不受影响。导致的因素有以下几方面。

(1)阻塞性:来源于下肢深静脉的血栓或转移的瘤栓均可致下腔静脉梗阻。

(2)外在性压迫:邻近结构或肿瘤压迫下腔静脉,如妊娠晚期右侧卧位时增大的子宫压迫。

(3)下腔静脉先天性发育异常等。

下腔静脉综合征的临床表现取决于阻塞的部位、程度以及侧支循环情况。临床上以双下肢静脉、肾静脉、盆腔静脉回流受阻的表现为主。可能出现下肢水肿和会阴部坠胀、腰部不适,活动后加重,平卧后减轻。肾静脉回流障碍时则可出现腰痛、腰酸、血尿、蛋白尿及肾增大,随后出现全身水肿、腹水等类似肾病综合征的临床表现。轻度阻塞可无明确的症状或为原发病变的症状所掩盖;一旦完全阻塞,症状和体征可很典型,主要是下腔静脉高压状态。

(1)下肢静脉淤滞,两下肢以至阴囊明显肿胀,每于行走、运动后加剧,平卧休息后减轻。下肢浅静脉曲张,皮肤出现营养不良性改变,如皮肤光薄、脱毛、瘙痒、湿疹、色素沉着,甚至形成经久不愈的溃疡,尤以两下肢胫前区最为明显。

(2)胸腹壁静脉曲张,大多是竖直长链状,直径可达10mm以上,有时也可盘曲成团,似静脉瘤样改变。曲张静脉一般位于胸腹前壁,也可位于胸腹侧壁和后背,血流方向均向上。倘若为肿瘤所致的下腔静脉阻塞,则临床上有肿瘤本身表现的肿块和症状。

(二)超声表现

灰阶超声显示肾静脉平面以下的下腔静脉管腔内见实质性低或中等回声,管腔部分性或完全被实性回声充填。若为肾癌癌栓所致,可见癌栓由肾静脉延伸而来,追踪扫查可发现原发性肾脏、肝脏或腹膜后恶性肿瘤等,还可以追踪下肢深静脉血栓。若为外在性压迫因素造成的下腔静脉综合征,可在下腔静脉周围发现增大子宫或肿瘤等相应超声表现,受压的下腔静脉内径明显变细、移位,狭窄远端下腔静脉扩张。

彩色多普勒和脉冲多普勒超声显示下腔静脉内血流信号充盈缺损,当下腔静脉完全性阻塞时,血流信号消失。外在性压迫因素造成的下腔静脉综合征时下腔静脉狭窄段血流明显变细,流速增高,可出现多彩镶嵌样血流。

(三)超声诊断价值

凡表现为两下肢静脉功能不全和胸、腹壁广泛性浅静脉曲张的患者,均应考虑下腔静脉综合征的可能。超声在诊断下腔静脉综合征中起重要作用,灰阶超声可发现下腔静脉内的血栓或癌栓的部位,下腔静脉内径是否狭窄,是否存在外在性压迫因素,如增大子宫或肿瘤等,还可以追踪扫查发现原发性恶性肿瘤、下肢深静脉血栓等;彩色多普勒超声可了解下腔静脉内有无血栓或癌栓造成的充盈缺损,彩色血流是否变细等;静脉造影可清楚显示阻塞部位、程度以及侧支循环的状况,从而使超声诊断为临床确定治疗方案提供可靠的依据,有很高的实用价值。

十、Budd-Chiari 综合征

(一)病理与临床概要

Budd-Chiari 综合征是指由于狭窄或阻塞引起的肝静脉流出道和(或)下腔静脉上段部分性或完全性梗阻的一组症候群。导致的因素包括下腔静脉及肝静脉先天性发育异常、管腔内狭窄、阻塞或血栓形成、外源性压迫或肿瘤侵犯引起。在亚洲,下腔静脉膜性阻塞是 Budd-Chiari 综合征最常见的病因。

(二)超声表现

灰阶超声可发现下腔静脉及肝静脉先天性发育异常,部分肝静脉不显示,有的呈隔膜性;下腔静脉不完全阻塞时,灰阶超声可见其管腔内或周围异常回声;还可发现下腔静脉及肝静脉局部管腔狭窄;肝静脉之间可见扩张的侧支静脉交通,受累静脉远端扩张,走行弯曲。彩色多普勒超声可见狭窄处彩色血流信号充盈缺损,彩色血流变细,狭窄处脉冲多普勒呈持续性单相高速血流信号。其他还可能出现肝、脾不同程度肿大,肝尾状叶增大;肝门静脉、脾静脉增宽;髂总静脉、股静脉可能有扩张。

(三)超声诊断价值

超声可以准确地显示下腔静脉的管径大小、判断有无狭窄或阻塞,以及受累的位置、程度和范围;可直接显示下腔静脉及汇入静脉血流方向、流速等血流动力学信息及有无侧支循环形成;追踪有无下肢深静脉血栓;超声还可动态观察各种介入性治疗术后的疗效,下腔静脉通畅情况、下腔静脉滤器周围有无血栓形成,以决定是否需要进一步外科手术,故超声检查是筛查本病的首选方法,在 Budd-Chiari 综合征的诊断中发挥着重要的作用。

十一、左肾静脉压迫综合征(胡桃夹现象)

(一)病理与临床概要

胡桃夹现象,又称左肾静脉压迫综合征或胡桃夹综合征,是指腹主动脉(AO)和肠系膜上动脉

(SMA)之间夹角减小,使走行于此夹角内的左肾静脉(LRV)受到挤压,导致左肾静脉高压而引起的一种疾病。Chait等描述此病为AO和SMA可能像胡桃夹的两个臂一样压迫左肾静脉。对这个描述提示,比利时医生De Schepper命名为胡桃夹综合征。

SMA和LRV的异常都会成为胡桃夹综合征的病因。正常情况下AO与SMA之间的夹角内充填肠系膜脂肪、淋巴和腹膜等组织,使其间的左肾静脉不致受压,而若处于青春期,身高增长迅速,脂肪减少或脊柱过度伸展,体形急剧变化以及长时间直立运动后,内脏受压使体形瘦长者AO与SMA夹角变小,这也就是胡桃夹现象多见于儿童和青少年(特别是青春期的男性且多为体形瘦长者)的原因。

临床主要表现是不同程度的无痛性血尿,血尿多在剧烈运动后出现,可伴左侧腹痛,以及无痛性、直立性蛋白尿,其他常见表现如同"盆腔淤血综合征",女性以痛经、性交困难等为特征,而男性可有精索静脉曲张。

(二)超声表现

灰阶超声能直接显示仰卧位和直立位状态下左肾静脉长轴,并能测量AO与SMA夹角的大小、该处LRV内径、SMA两侧左肾静脉的内径。Fitoz等认为灰阶超声能比较仰卧位和直立位两种不同体位时AO与SMA夹角的大小,对诊断胡桃夹综合征具有重要的意义。

(三)超声诊断价值

超声检查不仅能清楚地观察受压血管的形态、结构,还能准确提供其血流动力学变化情况的信息,有助于诊断,并可做动态观察,易被患儿及其家庭所接受。必须指出,胡桃夹综合征也可见于正常儿童和其他肾小球肾病患者,肾小球肾病患儿症状不典型者也可仅表现为发作性无痛性血尿,因此,血尿患者必须做尿红细胞形态检查,以排除肾脏疾患所致的血尿。部分正常儿童在超声检查中也可出现胡桃夹现象,但多次尿检均未见明显异常,因此,必须结合临床症状及其他检查多方面考虑,不可贸然诊断其为血尿的原因。

第五节 腹膜后间隙其他疾病

一、腹膜后原发性肿瘤

(一)病理与临床概要

原发性腹膜后肿瘤病因不清,是指发生在腹膜后间隙的肿瘤,主要来自腹膜后间隙的脂肪、疏松结缔组织、筋膜、肌肉、血管、神经、淋巴组织和胚胎残余组织等,是一种较少见的肿瘤。严格说来,腹膜后肿瘤应该包括起源于肾上腺、胰腺、肾脏、输尿管、主动脉及其分支、下腔静脉及其属支等上述器官及结构的肿瘤,但习惯上腹膜后肿瘤是指这些器官以外的原发肿瘤。

腹膜后肿瘤有良性和恶性两大类,以恶性居多,良性肿瘤以皮样囊肿、神经鞘瘤、纤维瘤为多见;恶性肿瘤以脂肪肉瘤、纤维肉瘤、神经纤维肉瘤和恶性淋巴瘤为多。

原发性腹膜后肿瘤罕见,占所有肿瘤的0.07%~0.20%,Dalen等报道的706例原发性腹膜后肿瘤中80%为恶性,其中软组织肉瘤是最常见的原发性腹膜后恶性肿瘤,恶性淋巴瘤次之。

腹膜后肿瘤病理种类繁多，结构各异，而且同类肿瘤发生在不同的患者中可有不同的征象，甚至差异很大。任何年龄均可发病，约10%的病人发生在10岁以下。一般而言，腹膜后间隙部位深，范围较广，使腹膜后肿瘤有一定的扩展余地，但受后腹膜限制，故生长较慢，多无任何症状和体征，因此，非功能性肿瘤很难有被早期发现的机会。近年来，由于科学的快速发展、检测手段的先进和自我保健意识的增强，健康体检的广泛开展和受检人群的日益增多，才偶尔使早期无症状的肿瘤得以发现。近年来偶发瘤的报道也逐渐增多。鉴于腹膜后肿瘤绝大多数为恶性，特别是实质性肿瘤几乎全部为恶性，因此，早期发现、准确定位诊断对手术方式的选择和预后都至关重要。

1. 症状

(1) 腹部肿块：除了内分泌肿瘤能分泌化学物质产生明显的临床症状易被早期发现外，早期多无症状，在查体时或无意中发现，少数患者腹痛同时发现腹块。

(2) 压迫症状：肿瘤增大引起毗邻器官的压迫和移位时，因部位不同，可产生相应症状。中上腹腹膜后肿瘤可压迫胃肠而出现消化道症状，诸如饱胀不适、食欲缺乏、食量减少，甚至常有恶心、呕吐、体重减轻等；下腹部腹膜后肿瘤最常见的症状为压迫同侧输尿管导致肾盂积水和腰部不适，重者可影响肾功能，甚至出现患肾失功；随着腹膜后肿瘤的继续增大可因压迫膀胱和直肠而出现尿频、尿急、里急后重和大便次数增多；压迫血管可使受压血管移位、变形，压迫静脉及淋巴管引起回流障碍时则出现下肢、会阴部、阴囊、精索肿胀和腹壁静脉曲张；如压迫动脉则可在局部听到收缩期杂音；质硬的上腹部肿瘤如压迫胰腺可刺激胰岛素的分泌增加而出现低血糖症状，出现症状较早，一般没有长期生长的机会；如压迫肾静脉可出现血尿乃至直立性蛋白尿；如压迫腹腔神经丛则可引起相应区域的神经症状，诸如各种神经痛、局部酸胀不适等，如压迫肾动脉导致肾动脉狭窄，肾脏血供不足，可以引起药物难以控制的高血压。

(3) 全身症状：晚期恶性肿瘤可出现体重减轻、发热、乏力、食欲缺乏，甚至恶病质；少数有内分泌功能的肿瘤，可出现相应的症状。

2. 体征

腹膜后肿瘤的体征取决于肿瘤的病理性质、部位和病期的早晚。最常见的体征是在腹部相应区域扪及肿块，其大小、软硬度则与其发病时间及性质有关。腹膜后肿物活动度多受限，根部深，不能推动，一般无压痛和腹肌紧张。可用肘膝位检查法大致鉴别肿块系起源于腹腔还是腹膜后间隙。良性肿物一般除肿块外体征少而轻，囊性肿物可有囊性感。恶性肿物体征多而生长快，可出现压痛、腹水、下肢水肿、腹壁静脉曲张等。

(二) 超声表现

1. 腹膜后间隙肿瘤超声表现的一般规律

(1) 肿瘤的多形性：由于腹膜后肿瘤生长在腹膜后狭窄的间隙内，使其生长受到较大的限制，在声像图上呈多形性表现，可呈圆形、椭圆形、哑铃状、分叶状或不规则形等，一般边界清晰，通常体积较大，其后壁受脊柱、髂骨及骶骨的限制而紧贴其上，大血管有受压、变形及移位等。前缘则受前方脏器的限制而产生压迹，因而可根据其所在的部位而形成各种形态。

(2) 肿瘤的位置深：除巨大腹膜后肿瘤外，较小的肿瘤位置深，其前壁距腹壁一般较远，在肿瘤与腹壁之间常可见大网膜及肠系膜的中等回声和含气肠腔的强回声及其蠕动。肿瘤的后壁常紧贴脊柱、腰大肌、腰方肌等，脊柱前方的大血管常受压、移位、变形，多呈弓背前突、局部变狭的状态。

较大肿瘤可向前推移腹腔内脏器(如肝、胃、小肠等),甚至可抵达前腹壁,巨大的肿瘤也可对其紧贴组织直接浸润,在脊柱两侧常向腹后壁延伸,后缘甚至达椎管水平附近。肿瘤"悬吊征"是指患者取肘膝位,探头置于腹壁扫查,腹膜后肿瘤因受后腹膜限制则不能向腹壁移动,肿瘤后壁与后腹壁相连,此为肿瘤"悬吊征"阳性,是鉴别腹腔肿瘤与腹膜后肿瘤的有效方法之一。

(3)肿瘤的活动度小:腹膜后肿瘤位置深在、固定,肿块不随呼吸、肠蠕动、手推或体位变化而移动,此特点在上腹部尤为明显。位于腹侧的中等大小肿瘤,在呼吸时可出现不协调的上下移动,但其活动幅度甚小,与肾脏的活动不同步,其他情况下的腹膜后肿瘤均不受横膈运动的影响。而位于腹腔内的肿瘤却不同,即使很大,在深呼吸时,也仍可见其沿腹后壁大血管或脊柱前方上下移动,除非肿瘤已浸润至腹膜后间隙,并产生粘连固定。一般腹腔内肿瘤可因改变体位、用手推动而产生明显的移动。肠道因位于腹膜后肿瘤之前方,腹膜后肿瘤不受其蠕动的影响,因此可观察到肠道蠕动时在腹膜后肿瘤表面的滑动征象,而腹腔内肿瘤常可随之移动。

(4)肿瘤的内部回声多样:原发性腹膜后肿瘤由于组织来源、病理类型、生长速度等不同,肿瘤内部的回声多样,可表现为囊性、实性或混合性回声。实性肿块内可呈低回声、中等回声或强回声,分布可均匀或不均。瘤体因出血坏死出现囊性变,肿块内部可呈不规则无回声或低回声区,或因钙化而呈伴声影的强回声。

(5)肿瘤的周邻关系复杂:腹膜后肿瘤与腹膜后间隙内脏器(如胰、肾上腺、肾、十二指肠等)、腹腔内脏器(如肝、胆、脾、胃等)及其腹膜后大血管紧邻,造成受累脏器被推压,受累血管移位、绕行或被肿物包绕等征象。包绕现象是指当腹膜后结构或器官,如邻近的肠系膜上动静脉、腹主动脉、下腔静脉、肾血管、肾脏及胰腺等部分或全部被肿物包绕,则提示肿物来源于腹膜后。脏器与大血管之间的腹膜后肿瘤可使其间距增宽。肿块前方或两侧可有活跃的肠腔气体强回声,后方则无气体回声。

(6)挤压肿瘤试验:挤压腹膜后肿瘤,可能使腹膜后脏器和结构(如肾、胰腺、下腔静脉)等的形态、位置稍有改变,使肠段(如升、降结肠)向前或向内、外侧移位。

2.各种腹膜后间隙肿瘤的典型超声表现

(1)腹膜后囊肿:腹膜后囊肿不常见,发病率为 1/250000～1/5750,可分为原发性和继发性腹膜后囊肿,又可基于胚胎学起源不同和组织学鉴别诊断的需要,将腹膜后囊肿分成:泌尿生殖系源性、损伤性、寄生虫性和淋巴性等。腹膜后淋巴囊肿的病因很多,常为腹膜后间隙手术的并发症,肾移植、腹膜后淋巴结清扫和主动脉手术均是引起继发性腹膜后淋巴囊肿的常见病因,由于手术损伤,使淋巴管离断,淋巴液积聚,并由纤维结缔组织包围构成囊壁。先天性腹膜后囊肿较罕见。

约 1/3 腹膜后囊肿患者无任何症状,为偶然发现,当囊肿发展到一定大小时症状才显现,2/3 患者表现为腹部肿块或慢性腹部症状,其他症状包括背痛、下肢牵拉痛、下肢水肿、体重下降或发热。疼痛是腹膜后包虫性囊肿最有特征性的临床表现。

泌尿生殖源性囊肿绝大多数位于肾旁、结肠后、胰腺的头端或尾端附近,囊壁回声薄,内部呈无回声区,后方回声增强。据文献报道,发病率为 0.8%～1%,包虫性囊肿可能在内壁上出现子囊及豆状等特征性改变。另外,如果囊肿巨大,常伴有单侧或双侧肾盂积水和输尿管梗阻的超声表现,有时可造成囊肿来源判断上的错误。

(2)淋巴管瘤:腹膜后淋巴管瘤的病因仍不明,目前认为是一种淋巴管的发育畸形,由于阻塞的淋巴管不断扩张,以致淋巴液在某一区域积聚而形成。多数在幼儿期发病,90%的囊性淋巴管瘤在

2岁末诊断。发生于腹膜后者罕见，不到1%，且常沿腹膜后间隙呈葡萄样生长，少数从腹膜后间隙延伸至邻近的其他腔隙。组织学分为囊状淋巴管瘤、海绵状淋巴管瘤、毛细淋巴管瘤，其中以囊性淋巴管瘤多见。

腹膜后腔是一个组织结构疏松的潜在间隙，腹膜后淋巴管瘤则有相当大的伸展空间，当瘤体不断扩大，压迫邻近神经、血管、脏器或组织时，才出现腰腹部膨隆、胀满不适、食欲差、乏力和体重下降等非特异性症状。如可触及腹部肿块，即使良性也可出现压迫和浸润现象，极少数因合并感染和出血、破裂而表现为急腹症。

腹膜后淋巴管瘤的典型声像表现为单房性或多房性无回声肿块，呈类圆形或不规则形，边界清楚，一般巨大肿块，当压迫、浸润周围脏器和重要结构时，可造成肿块来源的判断困难。囊腔大小不等，部分状如海绵，常伴有可粗可细的内部分隔，一般囊液清澈，透声良好，少数病例因出血、感染可见囊内充满颗粒回声，用探头加压，回声可有游动现象，部分探头加压后（由于肿块位置深，有时压力要稍重），肿块前后径有缩小征象，放松后又恢复原状，少数病例可见因出血、感染、机化所致的内侧囊壁钙化。

盆腹腔巨大囊性肿块必须与胰腺假性囊肿、卵巢囊肿、卵巢囊腺瘤、卵巢畸胎瘤以及恶性腹膜后肿瘤如脂肪肉瘤等鉴别，Pratap等报道1例2岁男孩右侧髂窝处肿块伴发热，临床诊断为右腰大肌脓肿，超声表现为右腹膜后囊性肿块，但是不能了解肿块的来源，手术证实为右腹膜后囊性淋巴管瘤。

腹膜后淋巴管瘤无明显特异性表现，术前确诊困难。下列几点有助于判断：①生长缓慢、部位深、固定的囊性肿物；②消化道造影及静脉尿路造影（IVU）显示胃肠、肾、输尿管受压移位；③囊肿穿刺为淋巴液。

（3）腹膜后畸胎瘤：畸胎瘤是由内胚层、中胚层及外胚层组织组成的真性肿瘤，有两种类型：①囊性畸胎瘤，常为良性，内含黄色液体，可伴头发、牙齿等物质，由成熟的组织组成；②实性畸胎瘤，通常是恶性，含纤维、脂肪、胚胎和骨骼组织等各种不同的成分，由不成熟的胚胎组织组成。畸胎瘤的发生部位包括卵巢、睾丸、前纵隔和腹膜后，腹膜后畸胎瘤是继神经母细胞瘤和Wilm's瘤之后儿科最常见的第三大原发性腹膜后肿瘤，占原发性腹膜后肿瘤的1%~11%，第1个发病高峰在出生后的6个月内，第2个发病高峰在儿童早期，发生于成人者罕见。腹膜后畸胎瘤多发生在靠近中轴线、脊柱两侧和骶前部，上腹部以左上腹部较多，女性患者较男性患者多。

良性腹膜后畸胎瘤的形态学特征根据内容物成分不同而不同，表现为从以液性为主到完全实质性，多数肿瘤为囊实混合体，但是由于肿块巨大等因素造成解剖结构紊乱，难以判断来源。

多数学者认为，囊性畸胎瘤良性较多，而实性畸胎瘤恶性较多。但囊性和实性不能作为良性和恶性的代名词。成人腹膜后畸胎瘤具有恶变属性，而且成人腹膜后畸胎瘤的恶变过程可能是长期性的。李玉坤等报道的1例骶前囊性畸胎瘤10年间6次手术切除，均诊断为皮样囊肿，10年后再手术时肿瘤内含大量黏液、少量骨化组织，部分为黏液腺癌组织，2年后肿瘤广泛浸润盆腔和盆壁，患者从第1次手术到死亡时间长达13年。所以超声医生必须加强对成人腹膜后畸胎瘤患者的术后随访，包括手术周围结构及肝脏等，术中发现肿瘤血管丰富、与周围脏器粘连或浸润后腹壁肌肉以及肿瘤内黏稠液成分较多时，尤要考虑恶变的可能。

（4）腹膜后淋巴瘤：淋巴瘤是原发于淋巴组织的恶性肿瘤。人类淋巴瘤的发病原因尚不明确，淋巴瘤的典型病理学特征如下：①淋巴结正常滤泡性结构为大量异常淋巴细胞或组织细胞所破坏，被膜及其周围组织同样被侵及。②异常细胞的分裂指数增高。可依据其病理学特点分为霍奇金病（HL）和非霍奇金淋巴瘤（NHL）。本病可发生于任何年龄，浅表淋巴结起病占多数，腹膜后淋巴瘤常因腹部包块而就医。淋巴瘤实际上是一类全身性疾病，与机体免疫系统的功能状态密切相关，临床表现因病理类型、分期及侵犯部位的不同而呈现错综复杂的表现。

腹膜后淋巴瘤灰阶超声显示，在腹主动脉前方或周围可见大小不等的圆形或卵圆形均匀的低回声团块，边界清晰，轮廓光整，也可呈无回声，可具有良好的透声性，有时类似囊性病灶，可呈结节状，当邻近数个淋巴瘤粘连融合时可呈块状。大的肿瘤内部可发生出血坏死，部分较大的淋巴瘤粘连融合成大团块则呈分叶状，当肿块包绕腹主动脉和（或）下腔静脉等重要结构时，被包绕的血管壁可不清晰，彩色多普勒可明确诊断。病灶推挤腹膜后大血管则局部受压、变形和移位，出现肠系膜上动脉前移、其与腹主动脉的间距增宽、腹主动脉与下腔静脉间距也增大等，腹腔动脉旁的病变可使肝动脉和脾动脉抬高或移位。彩色多普勒血流显像可见淋巴瘤内的血流信号，并可判断淋巴瘤与腹膜后大血管及其分支的位置关系。淋巴瘤的诊断主要依靠临床表现、病理学及相关的辅助检查，超声较难与其他腹膜后疾病鉴别，明确诊断须靠病理结果。

(5)腹膜后软组织肉瘤：软组织肉瘤常起源于间质组织，占全部恶性肿瘤的1%以下，最常见部位是四肢。Chiappa等报道，约10%位于腹膜后间隙；而Dalen等报道，腹膜后软组织肉瘤占原发性腹膜后恶性肿瘤的34%。腹膜后软组织肉瘤是一种罕见的恶性肿瘤，组织学类型各异，最常见的是脂肪肉瘤、平滑肌肉瘤、纤维肉瘤等，Pham等报道，横纹肌肉瘤和纤维肉瘤是儿童最常见的腹膜后肉瘤。目前病因仍不清楚，可能与家族性因素有关，另外，创伤和接触放射源也被认为可能是发病因素。腹膜后软组织肉瘤通常在发病5～6个月才就诊。

腹膜后软组织肉瘤由于生长速度快，常呈分叶状，绝大多数肉瘤肿块巨大，多伴有坏死、液化和出血等继发性改变，陈曼等报道的13例腹膜后肉瘤中7例为混合回声，6例为不均质回声，肿块最大径都>10cm，部分可布满整个盆腹腔，脂肪肉瘤的声像图依脂肪含量及分布而不同。肿瘤周围常伴有淋巴结转移，并易在肝脏出现转移灶。术后局部复发率较高，Qiao等报道的77例原发性腹膜后肉瘤中57例发生术后局部复发，占74%，术后到复发的平均间隔时间为14.8个月。

(三) 超声诊断价值

腹膜后肿瘤的诊断包括临床、影像学、实验室和家族史、外伤史、手术史等，除腹膜后包虫性囊肿，超声的特异性可达到93%～98%外，大多数缺乏具有诊断价值的特征性，术前诊断困难，超声能明确肿块的大小、物理性质，如囊性还是实性，更主要的是它可细致描述肿块与周邻组织的关系，如血管受累的部位、范围和程度，相邻器官受侵的状态以及远处有无转移等。这些均为手术方案的制订和手术难度的判断提供了可靠的信息。

但是超声、CT和MRI等影像学检查常不能确定腹膜后肿瘤的病理类型。由于腹膜后肿瘤形态、内部结构的变化（如出血、坏死、囊性变、钙化等）虽可通过超声显示，但又均为各种肿瘤所常见，声像图上对各种腹膜后肿瘤较难鉴别。某些良性肿瘤如瘤样增生性病变的组织形态酷似恶性肿瘤；某些起源于相同组织的良恶性肿瘤，在临床、大体病理和组织形态上经常也无明确的鉴别点，而起源于不同组织的良恶性肿瘤却可有相似的组织形态，因此，仅靠声像图鉴别腹膜后肿瘤的良、恶性甚难。由于腹膜后肿瘤以恶性居多，因此，一经发现均以及时摘除为妥。超声检查虽可发现肿大的淋巴结，但因受肠内气体的干扰，诊断很难精确。但超声可动态观察肿瘤的转归，如肿瘤体积的变化、浸润和转移的有无，均可为治疗方案的建立提供可靠的依据，且有助于术前、术后的疗效评价。必要时在超声引导下经皮细针活检对诊断有较大意义，确诊率达80%左右。

彩色多普勒技术不仅可观察腹膜后肿瘤周边和内部的血流，还可以及时了解肿块与周围大血管的关系，因此，彩色多普勒结合灰阶超声，可指导临床制订治疗方案和评价疗效。但是腹膜后恶性肿瘤的血流分布情况尚难以满意显示，良、恶性腹膜后肿瘤的频谱多普勒血流参数分析交叉范围较大，重复性也很不理想，因此，彩色多普勒技术尚难以在良、恶性腹膜后肿瘤的鉴别诊断中起实质性的作用。超声兼具众多优点，便于近期多次复查。原发性腹膜后肿瘤术后复发多在原位，转移也多在局部，因此，对恶性肿瘤尤其是病理证实为肉瘤者，一定要重视术后随访，一般要求每3~5个月定期超声复查1次。

（四）超声检查要点

(1)对临床疑有腹膜后肿瘤的患者，超声检查首先要观察腹主动脉和下腔静脉的形态、位置、管径大小是否正常。出现走行移位、迂曲、受压变形、管腔粗细失去常态或局部管腔＞2cm、其分支或属支变异等均属异常情况，其次要观察腹部脏器的部位、形态、大小、回声有无异常表现，如有异常则要找寻引起的原因。

(2)当发现肿瘤时，首先要明确它是腹膜后肿瘤，还是腹腔肿瘤；其次，要明确肿瘤的物理性质（囊性、实性、混合性）；再次，仔细观察和测量肿瘤的大小、形态、边缘、内部回声、边界等；最后，更要加倍注意肿瘤周边结构的情况，特别是与血管的关系；是被血管包绕还是血管被肿瘤包围，为临床提供准确可靠的信息，经过结合临床和综合分析，如能提示明确的诊断当然最好，如不能，则应如实描述所见的重要情况并提出合理化建议。

(3)对阵发性高血压或持续性高血压伴阵发性加剧的患者，当在双侧肾上腺区找不到病灶时，要仔细检查腹膜后大血管周围、肾门、膀胱等处有无占位性病灶，如有，要提示异位嗜铬细胞瘤待排，以引起临床的注意，并进行有关化验的进一步检查。

(4)对不明原因出血和（或）低热的患者，要认真检查腹部有无肿大的淋巴结，脾脏有无增大和脾内有无病灶。

二、腹膜后转移性肿瘤

腹膜后转移性肿瘤远比原发性腹膜后肿瘤更为多见，在转移性肿瘤中，以原发于腹腔消化系统、盆腔脏器和睾丸的恶性肿瘤转移到腹膜后淋巴结较多见。腹膜后脏器（如肾脏、肾上腺、胰腺和十二指肠等）的恶性肿瘤，或附着于后腹膜脏器（如直肠和结肠等）的恶性肿瘤也可直接扩散至腹膜后，其他部位的原发肿瘤也可通过淋巴转移至腹膜后。血源性转移较少。腹膜后淋巴结转移绝大多数分布于腹膜后大血管和脊柱周围。肿大的淋巴结多为均匀分布的低回声或弱回声，一般无声衰减，圆形或卵圆形，边界清楚，多个肿大淋巴结可聚集成团，也可相互融合连成块状、分叶状或不规则形。较大的肿块内部也可能发生坏死、液化等改变，显示为混合性回声图像。肿大淋巴结除可引起腹膜后移位、绕行外，也可侵犯输尿管引起肾盂积水。彩色多普勒可判断肿大淋巴结与腹膜后大血管及其分支的位置关系。鉴于肾上腺在易受转移性肿瘤侵犯方面仅次于肺、肝和骨骼，居第4位，故当疑有腹膜后转移时，必须仔细检查双侧肾上腺。

三、腹膜后间隙脓肿

腹膜后间隙脓肿多来源于腹膜后阑尾炎、出血性坏死性胰腺炎、久治不愈的严重肾盂肾炎等。常有手术史或腹部及肋下疼痛史。原发性腹膜后脓肿是由远处感染血行播散所致，而继发性腹膜后脓肿源于邻近脏器感染。

腹膜后脓肿的临床症状一般较明显，包括发热、乏力等全身性症状。

腹膜后脓肿的声像图特点：形态可多样，边界较清楚，轮廓多欠规则，回声也常多种多样，多为低回声病灶，具有良好的透声性，壁回声较厚且不规则，有的在深部可见较多的细小点状、斑块状回声，变动体位后，深部回声可见漂浮现象，并重新分布至整个病变区，偶尔在脓肿内可见气体形成的强回声，源于产气微生物。脓肿往往可在肾周、髂窝及腹膜后间隙的其他部位，常局限于1个腹膜后间隙，也可由于瘘管而形成多个不规则的积液区，瘘管通常不易显示。例如，肾后间隙的脓肿向上可延伸至肾脏的后方，推挤肾脏使其向前移位；向下可聚集于髂窝，形成髂窝脓肿；也可出现脓肿通过瘘管与肠道相通的现象。有时需与髂腰肌或腰大肌慢性炎症时充血、水肿的声像图相鉴别。

超声引导下经皮脓肿抽吸既可诊断又可引流治疗脓肿；对于小脓肿，细针穿刺抽脓后可注射抗生素治疗；对于大脓肿，可置管引流，待引流管内无脓汁流出，且经超声检查证明脓液已完全排空时，方可拔除引流管。

四、腹膜后淋巴结炎

腹膜后淋巴结炎是指由于细菌、病毒或结核菌感染形成的急、慢性腹膜后淋巴结炎或结核性腹膜后淋巴结炎。一般认为细菌感染多来源于胃肠道或其他器官经全身血液循环的传播；而病毒感染多为上呼吸道感染或腮腺炎等所致；腹膜后结核性淋巴结炎患者较为常见，可以是原发于腹膜后淋巴结，或继发于胃肠道、腹腔及肺部的结核病。

急性腹膜后淋巴结炎多以高热及寒战为主要症状，伴有腹痛腹胀、腰背部疼痛、恶心、呕吐等，体温可高达39~40℃，呈弛张热或稽留热，腹部压痛、反跳痛，但肌紧张不明显。重者可有肠麻痹征象，白细胞可升高。慢性或结核性腹膜后淋巴结炎则淋巴细胞升高。

结核菌侵犯腹膜后淋巴结，可为邻近结核病灶的局部扩散，或为结核菌血源广泛播散的一种结果。受累淋巴结可在无症状情况下经他处结核病（如肺结核）的治疗而受益，最后钙化。有些淋巴结结核经历干酪样坏死，甚至形成冷脓肿。本病起病多隐匿，主要症状为腹部持续性或阵发性隐痛或胀痛，伴有低热、盗汗、恶心、呕吐、腹胀、食欲缺乏等，本病腹痛可呈间断性发作，经抗感染和（或）解痉等治疗往往效果不佳。诊断性抗结核治疗常有助于确诊。

大多数腹膜后结核病灶表现为：

(1)结核性淋巴结增大：肿大淋巴结常位于上腹部的腹主动脉周围、胰周、肠系膜、网膜，结核性淋巴结的超声特征是因淋巴结周围炎形成粘连使肿大淋巴结融合成团以及淋巴结中心为低回声表现，与转移性淋巴结或淋巴瘤（特别是化疗后）内部坏死表现类似，所以并不具备特异性。超声造影显示部分内部可见不规则坏死区。

(2)腰大肌脓肿：脓肿来源于脊柱结核，病变大多来自腰椎或第12肋骨结核，当病变破坏椎体时，脓汁流入邻近的腰大肌或进入腹膜后间隙而形成腹膜后结核性冷脓肿，并沿腰大肌鞘膜下降至腹股沟韧带下部。声像图表现为在腰大肌后方显示长条形、轮廓尚整齐的低回声区,可一直下延至腹股沟区,甚至下延至大腿内侧,病变区的低弱回声内可出现飘浮征象。

(3)腹膜后结核性脓肿的超声表现可见"腹膜后脓肿"。对结核病患者应给予正规抗结核治疗,疗程需1～2年,较大脓肿需在超声引导下穿刺引流,对于比较局限的肿块或邻近脏器受压严重经非手术治疗无效者,可采用手术切除。

五、腹膜后间隙血肿

腹膜后间隙血肿多源于外伤、介入术或腹部手术(如胰腺、肾脏手术)、凝血障碍性疾病(如血友病、白血病等)、主动脉假性动脉瘤或肿瘤破裂、出血性肿瘤(如平滑肌肉瘤)等。由于腹膜后为疏松组织,出血发作多为突然性,迅速形成较大血肿。腹膜后组织受压,血肿可沿腹后壁及肠系膜间弥散,也可向腹腔内穿破。如出血为缓慢发生或自行停止,则可形成包裹性或局限性血肿,最后逐渐被吸收或纤维化、机化,较小的血肿大多能被完全吸收。临床表现取决于出血的速度、出血量、引起原因、损伤部位及累及器官等,除在大血管破裂时出现休克症状外,一般出血多为渐进性。多数患者病情进展较快,在数小时或数日内出现症状,少数临床过程隐匿,较迟才出现贫血和包块。常因合并其他部位脏器损伤的症状更为突出,以致掩盖了腹膜后间隙血肿的征象。腹痛是最早出现和最常见的症状,程度轻重不一,可局限或弥散,位置可在中上腹部、侧腹部、腰部甚至在背部或髋骶部,有时下蹲能使疼痛缓解。其他较常见的症状有恶心、呕吐、便秘或轻度腹泻、肠鸣减弱、腹胀及肠梗阻等。严重者可伴出血性休克及严重贫血,失血和后腹膜神经受刺激时可引起出汗、心悸、低血压、晕厥甚至休克,有些患者出现短暂的发热。血肿压迫肠系膜血管时,可致局部肠袢坏死,出现剧痛。血肿压迫神经时,可出现下肢神经性疼痛、麻木,甚至功能障碍。血肿可影响腹腔神经丛,使自主神经功能紊乱,出现胃肠道及泌尿道蠕动功能和排泄功能障碍。腹部检查局部有压痛,可触及肿块或饱满。一般无或仅有轻度腹肌紧张。当血肿破入腹腔,或伴有腹内脏器损伤时,可伴肠麻痹。若为严重的动脉出血,包块可迅速胀大,甚至有搏动;出血附近皮肤出现瘀斑,常出现休克和腹膜刺激征。直肠指诊常能触及血肿。

声像图特征视损伤部位、严重程度和出血多少而异,血肿和脓肿相似,呈圆形、椭圆形或不规则形的无回声或低回声病灶,肿块前后径小于上下径及左右径,后壁及后方回声增强并有沿腹膜后间隙延伸的倾向。但是血肿可因机化而呈中等到强回声,与肿瘤类似。血肿壁可较厚而不规则,附近脏器可因血肿挤压而移位。一些血肿因纤维素沉积,可有较多分割带,呈实性回声的血肿可以因为部分液化而成为混合有囊性、实性的复杂病灶,也可完全液化成为囊性病灶。随访观察可见血肿逐渐吸收的演变过程:血肿可以完全吸收、消失,也可机化表现为实性团块。

超声检查可确定血肿解剖部位、估计其出血量,并可动态观察血肿的消长状态。对血友病患者,早期诊断非常重要,及时治疗可以有效防止缺血性疾病和神经性病变的发生。

六、腹膜后间隙纤维化

腹膜后纤维间隙化首次报道于1905年,是一种病因不明的腹膜后广泛纤维化。腹膜后间隙纤维化是指围绕在腹膜后血管、输尿管等周围的纤维组织大量增生并引起相关症状的一种疾病。纤维增生的范围一般为双侧肾动脉以下,可到达盆腔。增生的纤维组织可压迫腹主动脉、下腔静脉、髂血管、肠系膜血管、胃肠道、输尿管等,产生多系统的压迫和梗阻症状,其中输尿管为最常见的受压迫器官。目前认为,腹膜后间隙纤维化是多种因素造成的,如肾盂肾炎、输尿管炎、炎症性肠病、阑尾炎等;也可能与腹膜后区域的蜂窝织炎、淋巴管炎、血肿、纤维渗出以及放射治疗等有关;或继发于腹膜后肿瘤;先天性腹膜后间隙纤维化占60%～70%,继发性腹膜后间隙纤维化是由于药物或腹膜后肿瘤引起,占30%～40%。近来报道认为,许多腹膜后间隙纤维化是由于大动脉粥样硬化的脂肪性物质发生变态反应所致;亦有人提出可能有遗传因素的参与。病变部分呈坚硬灰白色的纤维膜斑片,使腹膜后的空腔脏器受压而发生梗阻,产生相应的症状。输尿管最易受压,此时出现肾盂积水,可导致肾损害、尿路感染等,若不处理最终可导致肾衰竭;肠管受压,引起不全肠梗阻;血管淋巴亦可受压,如下腔静脉受压可出现下肢肿胀等。

本病起病隐匿,儿童期很少见,随年龄增长发生率增高,主要的发病年龄在40～60岁,可能出现全身不适、食欲不佳、遗忘、背痛、恶心或呕吐,髋关节牵拉痛或髋关节伸展受限则可见于儿童。实验室检查无特异性,临床表现的无特征性往往造成诊断的延误。

声像图表现为腹主动脉、下腔静脉、髂血管、肠系膜血管、胃肠道、输尿管等周围的不均质低、强回声的包块,边界清楚,形态欠规则,病变范围向上很少超过肾门水平,与累及血管及输尿管关系密切,彩色多普勒于包块内未探及血流信号。可通过上述声像图特点与其他腹膜后占位灶区别。另外,可见单侧或双侧肾盂、输尿管积水,输尿管向心性偏移与外源性压迫。因此,对超声图像的认真观察,仔细分析,详细探寻病史,追究病因,对此病的诊断起着重要作用。恶性腹膜后间隙纤维化的本质是腹膜后间隙肿块内发现恶性细胞巢。

肾上腺皮质激素能减轻和治疗慢性炎症腹膜后间隙纤维化。得到及时治疗,又无恶性肿瘤并发的病例预后一般良好。

参 考 文 献

[1] 杜起军,崔立刚.超声诊断临床备忘录[M].2版.北京:科学出版社,2018.
[2] 王月香,曲文春,陈定章.肌骨超声诊断[M].2版.北京:科学出版社,2020.
[3] 夏稻子.超声诊断学教程[M].3版.北京:科学出版社,2009.
[4] 朱家安,邱逦.肌骨超声诊断学[M].北京:人民卫生出版社,2019.
[5] 龚渭冰,李颖嘉,李学应,等.超声诊断学[M].3版.北京:科学出版社,2016.
[6] 何文,唐杰.血管超声诊断学[M].北京:人民卫生出版社,2018.
[7] 谢明星,田家玮.心脏超声诊断学[M].北京:人民卫生出版社,2019.
[8] 王金锐,周翔.腹部超声诊断学[M].北京:人民卫生出版社,2019.
[9] 任卫东,张立敏.心脏超声诊断图谱[M].2版.沈阳:辽宁科学技术出版社,2018.
[10] 刘红霞,梁丽萍.超声诊断学[M].北京:中国医药科技出版社,2020.
[11] 远田荣一.心脏超声入门[M].张佩文,主译.北京:科学出版社,2019.
[12] 顾育训.实用超声诊断[M].西安:西北大学出版社,2020.
[13] 黄道中,邓又斌.超声诊断指南[M].北京:北京大学医学出版社,2016.
[14] 薛玉,吕小利.超声诊断学[M].北京:科学出版社,2014.
[15] 刘学明,蒋天安.实用腹部超声诊断图解[M].北京:人民卫生出版社,2019.
[16] 高梨昇.甲状腺和涎腺超声入门[M].朱强,黄慧莲,主译.北京:科学出版社,2018.
[17] 刘丽文.血管超声:从基础到临床实践[M].北京:科学出版社,2020.
[18] 张建兴.乳腺超声诊断学[M].2版.北京:人民卫生出版社,2021.
[19] 赵维鹏,潘翠珍,舒先红.心脏超声入门[M].上海:上海科学技术出版社,2019.